Adaptogene

Für Michael, meine große Liebe. Fünfundzwanzig Jahre – und es fühlt sich so an, als habe unser Gespräch gerade erst begonnen. Danke für so viel Liebe, Unterstützung und Zuspruch.

Titel der englischen Originalausgabe:
Adaptogens: Harness the power of superherbs to reduce stress and restore calm

ISBN 978-1-85675-385-2
First published in Great Britain in 2018 by Gaia, an imprint of Octopus Publishing Group Ltd, Carmelite House, 50 Victoria Embankment, London EC4Y 0DZ

Bibliografische Information der Deutschen Nationalbibliothek
Die Deutsche Nationalbibliothek verzeichnet diese Publikation in der Deutschen Nationalbibliografie; detaillierte bibliografische Daten sind im Internet über http://dnb.d-nb.de abrufbar.

VAK Verlags GmbH
Eschbachstraße 5
79199 Kirchzarten
Deutschland
www.vakverlag.de

Übersetzung: Rotraud Oechsler
Lektorat: Nadine Britsch
Buchlayout und Design: Jaz Bahra
Satz: Goar Engeländer
Illustrationen: Abigail Read
Printed in China
ISBN: 978-3-86731-216-5

PAULA GRAINGER

Adaptogene

DIE 20 SUPER-PFLANZEN FÜR AUSDAUER, KRAFT UND RESILIENZ

VAK

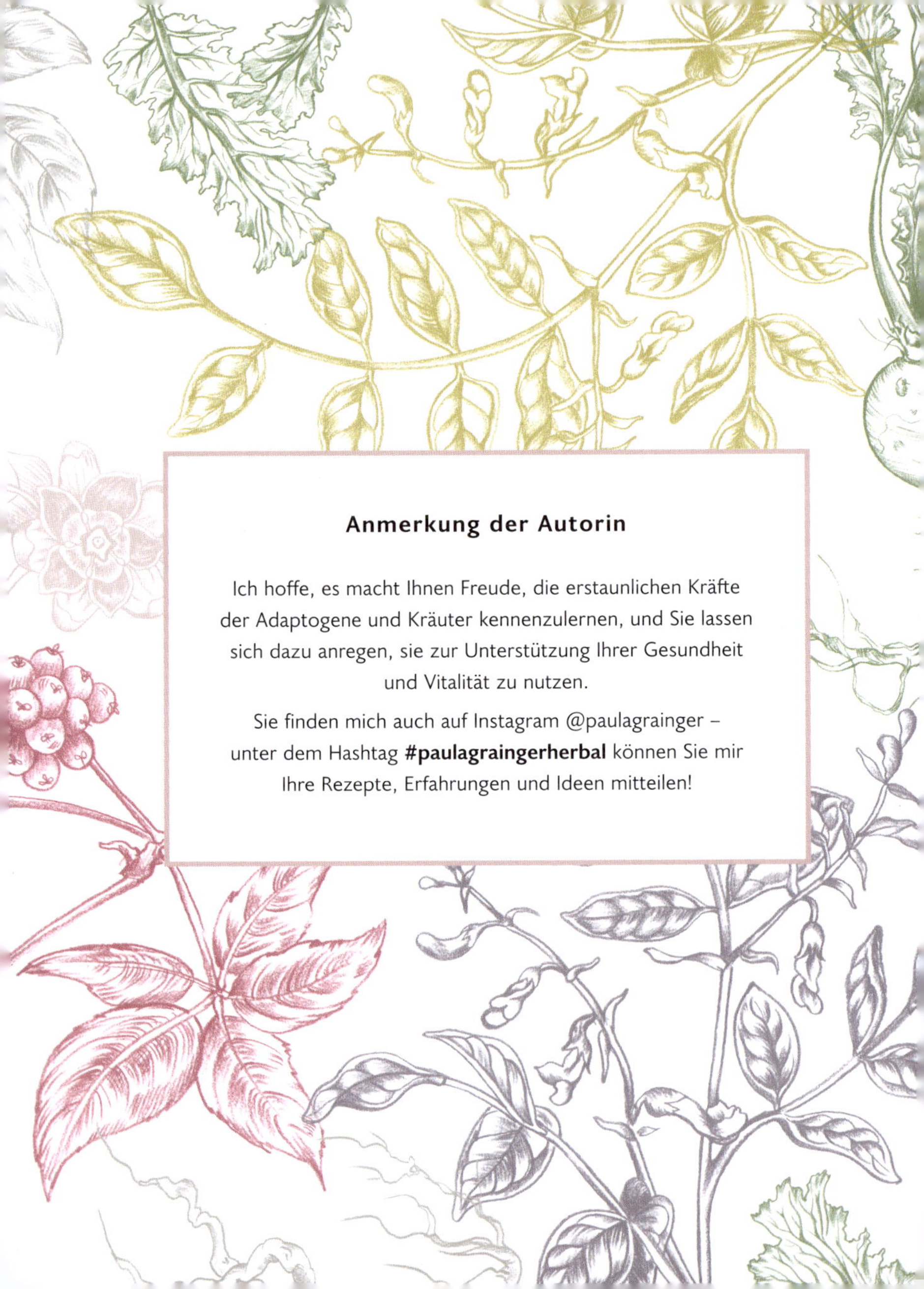

Anmerkung der Autorin

Ich hoffe, es macht Ihnen Freude, die erstaunlichen Kräfte der Adaptogene und Kräuter kennenzulernen, und Sie lassen sich dazu anregen, sie zur Unterstützung Ihrer Gesundheit und Vitalität zu nutzen.

Sie finden mich auch auf Instagram @paulagrainger – unter dem Hashtag **#paulagraingerherbal** können Sie mir Ihre Rezepte, Erfahrungen und Ideen mitteilen!

Inhaltsverzeichnis

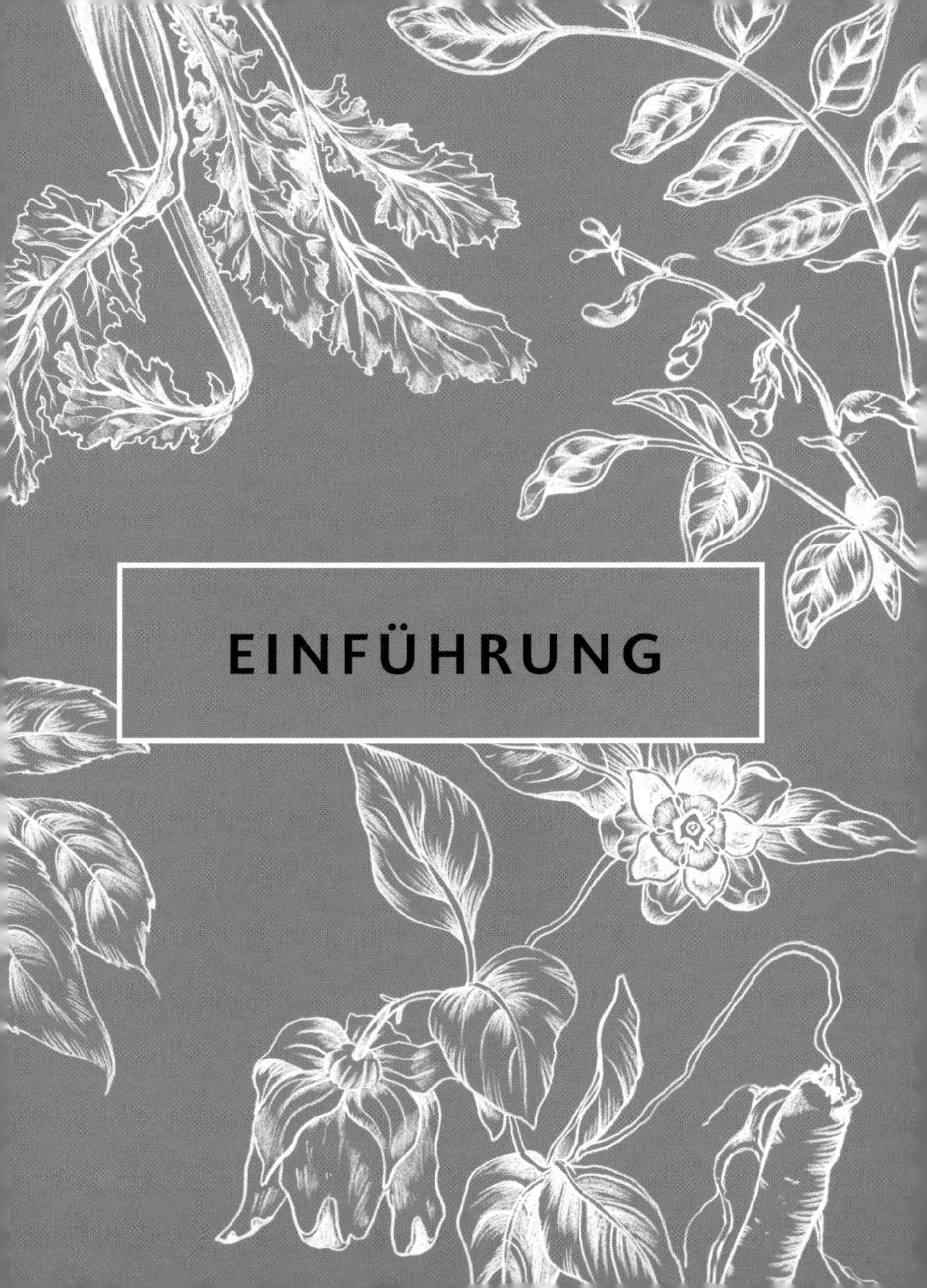

EINFÜHRUNG

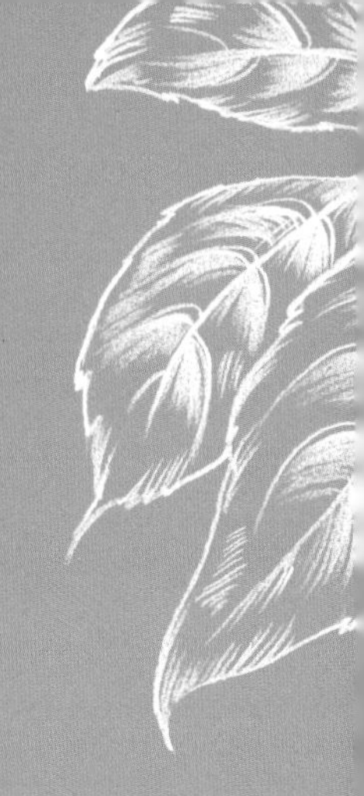

IHR KÖRPER UND DER STRESS

Ihr Körper ist faszinierend. Täglich vollführt er in jeder Sekunde einen komplizierten Balanceakt, um Sie am Leben zu erhalten und in Höchstform zu bringen – und zwar ohne dass Sie sich bewusst dafür anstrengen müssen!

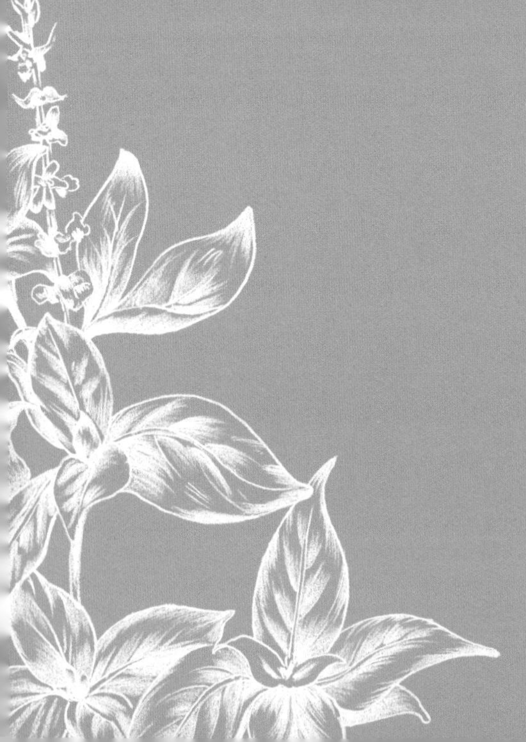

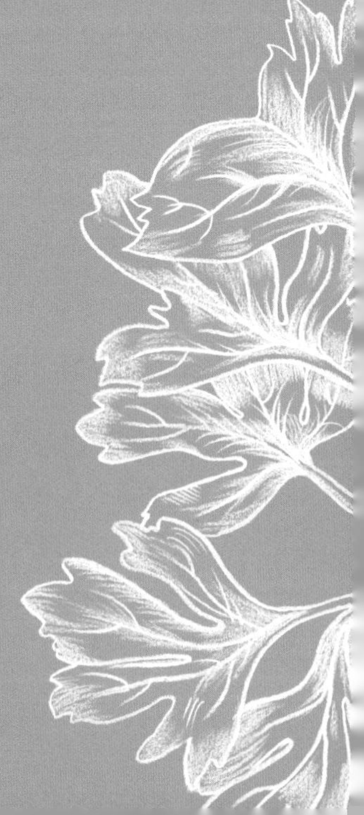

Tief in Ihrem Gehirn überwachen verschiedene Strukturen beständig alles, was in Ihrem Körper vor sich geht, von der Temperatur über einen ausgeglichenen Blutzuckerspiegel bis hin zur Menge an Kohlendioxid in der Lunge, und sie reagieren im Bedarfsfall, um ihn optimal gesund und leistungsfähig zu halten. Die Erhaltung dieses Gleichgewichts ist als Homöostase bekannt – ein „dynamisches Gleichgewicht" durch unablässige kleinste Anpassungen, die zugunsten der Stabilität vorgenommen werden. Die Homöostase wird vom Hypothalamus gesteuert, einer Struktur, die im Gehirn aller Wirbeltiere (sogenannte *Vertebrata*) vorhanden ist und die nicht-willkürlichen Körperfunktionen mithilfe von Hormonen überwacht. Beim Menschen hat der Hypothalamus etwa die Größe einer Mandel.

Der Hypothalamus verbindet unser Gehirn (von griech. *neuro*, zum Nervensystem gehörend) mit den hormonbildenden (fachsprachlich endokrinen) Drüsen zum neuroendokrinen System. Die Hormone fungieren als Botenstoffe, übermitteln „Anweisungen" des Gehirns an den Körper und überwachen viele Lebensbereiche, vom Schlaf-Wach-Rhythmus über die Herzfrequenz, den Blutdruck, den Appetit, die Körpertemperatur, das Gedächtnis bis hin zu den Emotionen – selbst das sexuelle Verlangen und die mütterliche Bindung an ihr Baby werden hormonell gesteuert.

DIE STRESSREAKTION

Das neuroendokrine System schützt uns, indem es eine Gefahr erkennt und darauf reagiert. Das ist die berühmte „Kampf-oder-Flucht"-Reaktion, zu der es kommt, wenn das sympathische Nervensystem die Regie übernimmt und die Freisetzung von Hormonen veranlasst, die einschneidende, der erhöhten Gefahr angemessene körperliche und emotionale Reaktionen auslösen. Angenommen Sie wären eine Maus, die von einer hungrigen Katze überrascht wird, dann könnte eine plötzliche Kaskade von Stresshormonen aus dem sympathischen Nervensystem lebensrettend sein. Hätten Sie also Glück gehabt und wären ihr entwischt, würde kurz darauf, wenn Sie sich wieder erholen, das parasympathische Nervensystem anspringen, Ihre Herzfrequenz absenken und Ihre Körpersysteme normalisieren. Dadurch kommt es zu einem entspannten, ausgeglichenen Zustand, der manchmal als „Ruhen und Verdauen" bezeichnet wird, wenn das Gefühl von Stress und Dringlichkeit nachlässt. (Hätten Sie nicht so viel Glück gehabt, wären Sie im Magen der Katze gelandet, und Stress wäre dann Ihr kleinstes Problem!)

Was aber geschieht, wenn diese Gefühle von Stress und Dringlichkeit nicht abklingen? Es ist kein Geheimnis, dass das moderne Leben hektisch ist. Das Nervensystem wird vom Gehirn gesteuert und Ihre Gedanken und Emotionen sind untrennbar mit den im Körper ablaufenden physiologischen Prozessen verbunden. Befinden sich Körper und Geist häufig im Stress-Modus, kann das empfindliche homöostatische Gleichgewicht gestört werden und uns krank machen.

Viele Menschen leben in einem nahezu chronischen Zustand von Kampf oder Flucht, sind geistig in höchster Alarmbereitschaft und bereiten ihren Körper durch die Freisetzung von mehr als 30 Stresshormonen, darunter Adrenalin und Kortisol, auf die nächste vermeintliche Bedrohung vor. Ein unablässig erhöhter Spiegel dieser Hormone kann zu körperlicher und geistiger Erschöpfung führen und schließlich körperliche und psychische Schäden verursachen. Zu den Auswirkungen können ständige Müdigkeit, Gewichtszunahme, Verdauungsprobleme, chronische Entzündungen, ein geschwächtes Immunsystem und hormonelle Schwankungen gehören. Eine häufige Belastung mit Stresshormonen kann sogar zu lebensbedrohlichen Krankheiten wie einer Autoimmun- oder einer Herzerkrankung und Krebs beitragen.

Angstzustände des Menschen lassen sich tendenziell nicht so schnell auflösen wie das Stressempfinden der Maus, nachdem die Gefahr durch die Katze gebannt ist. Sie sind von langer Dauer und können zu chronischem Stress werden. Sorgen bezüglich der Arbeit, in der Partnerschaft, wegen des Geldes und einfache alltägliche Ärgernisse – ein Strafzettel oder eine Zugverspätung – versetzen uns über lange Zeit in einen Zustand, in dem der Sympathikus aktiv ist. Anstatt mithilfe des Parasympathikus wieder zu Ruhe und Harmonie zurückzukehren, wird der Körper fortwährend von Stresshormonen überflutet.

WENN STRESS ZUM „NORMALZUSTAND“ WIRD

Es ist sinnvoll, zu verstehen, welche Veränderungen die Stresshormone im Körper erzeugen, denn das erklärt, warum Langzeit-Stress zu Krankheit führt. Manche Reptilien wechseln bei Gefahr rasch zu einer Tarnfarbe – vielleicht wäre es hilfreich, wenn wir das auch könnten, damit wir wüssten, wann wir unter Stress stehen. Bei vielen von uns wird der Zustand von Kampf oder Flucht zu einem derart normalen Bestandteil des täglichen Lebens, dass uns das gar nicht mehr auffällt und wir einfach mit den Auswirkungen leben.

Im Kampf-oder-Flucht-Modus ist der Körper nur mit dem kurzfristigen Überleben beschäftigt. Ressourcen werden von den nicht unmittelbar benötigten wichtigen physiologischen Prozessen (wie Verdauung und Immunität) zur Erhöhung der Herzfrequenz und zur Verengung der Blutgefäße umgeleitet, sodass mehr Sauerstoff ins Gehirn und zu den Muskeln gelangt, damit sie schnell auf Gefahr reagieren können – entweder durch Kampf oder Flucht. Der Blutdruck steigt und die Muskeln spannen sich an. Die Atmung beschleunigt sich und wird flach. Langfristig können sich diese körperlichen Reaktionen, wenn sie häufig vorkommen, auf das Herz-Kreislauf-System auswirken. Andere Systeme werden durch den Kampf-oder-Flucht-Modus ebenfalls beeinflusst – der Mund wird trocken, die Pupillen weiten sich und der Blutzuckerspiegel steigt, da Glukose für eine Erhöhung der Energie aus der Leber freigesetzt wird. Das Gleichgewicht der Sexualhormone wird ebenfalls gestört, was sich auf Fruchtbarkeit und Libido auswirken kann.

Langzeitstress hat auch Folgen für das geistige Wohlbefinden. Die Gedanken überschlagen sich, was zu Angstzuständen, Schlafstörungen und in der Folge zu Müdigkeit führt und uns schließlich empfänglich für Depressionen machen kann. Wir werden reizbar. Viele Menschen glauben, dass sich die Drüsen (die die Stresshormone bilden und ausschütten) erschöpfen, was zu Symptomen wie anhaltender Müdigkeit und dem Verlangen nach kohlenhydratreichen und salzhaltigen Nahrungsmitteln führt.

Wie also können wir unsere Gesundheit schützen und unser Gleichgewicht wiedererlangen? Es ist wichtig, dass man sich um die Stressursachen kümmert. Für sich selbst mit einer guten Ernährung, ausreichend Sport und regelmäßigem Kontakt zur Außenwelt zu sorgen, ist der erste Schritt. Diese unverzichtbare Selbstfürsorge wird von der Natur unterstützt – durch Pflanzen, die als Adaptogene bekannt sind und tief greifende und nachhaltige Vorteile für unsere Gesundheit bieten. Adaptogene helfen dem Körper, den schädlichen Auswirkungen von Stress zu widerstehen, Hormone auszugleichen, Entzündungen einzudämmen, Abwehrkräfte zu stärken, die geistige Klarheit zu erhöhen und die Müdigkeit zu besiegen.

„Nicht der Stress ist es, der uns tötet, sondern unsere Reaktion darauf."

DR. HANS SELYE

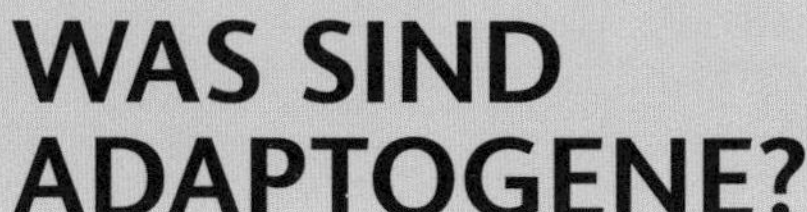

WAS SIND ADAPTOGENE?

Adaptogene kann man als die „Superhelden“ unter den Kräutern bezeichnen. Sie tragen dazu bei, die Ausdauer zu steigern, das Immunsystem zu stärken und körperlichem sowie psychischem Stress standzuhalten und sich wieder davon zu erholen. Aber was sind Adaptogene? Und welche Kräuter fallen unter diese Kategorie?

Pflanzliche Arzneimittel, sogenannte Phytopharmaka, werden seit Tausenden von Jahren weltweit zur Förderung der Gesundheit und zur Behandlung von Krankheiten eingesetzt. In verschiedenen Überlieferungen werden ihre Wirkungen unterschiedlich beschrieben, doch obwohl die Pflanzen, die wir jetzt als Adaptogene verstehen, eine so lange Tradition haben, werden sie erst seit kurzer Zeit unter diesem Begriff zu einer Gruppe zusammengefasst. Er wurde 1947 in der ehemaligen Sowjetunion von einem russischen Arzt geprägt, der herkömmliche pflanzliche Arzneimittel darauf untersuchte, inwieweit sie sich eigneten, die Steigerung von Kraft und Ausdauer ihrer Streitkräfte zu unterstützen. Ein Team unter der Leitung von Dr. Israel Brekhman führte in den 1960er-Jahren weitere Forschungen durch und definierte Adaptogene als Pflanzen, die:

- in normalen therapeutischen Dosierungen nicht toxisch sind;
- den Körper in einen nicht spezifischen Zustand der Widerstandsfähigkeit gegenüber körperlichem, psychischem und umweltbedingtem Stress versetzen;
- eine amphotere (normalisierende) Wirkung auf den Körper ausüben und dazu beitragen, die normale physiologische Funktion wiederherzustellen, die durch chronischen Stress verändert wurde.

Neben den ursprünglich militärischen Zielsetzungen konzentrierte sich die Forschung auf die Adaptogene, ganz besonders auf Eleuthero, die zur Verbesserung der Leistungsfähigkeit und Ausdauer der Olympiateilnehmer aus dem Ostblock und sogar der sowjetischen Kosmonauten im Sojus-Raumfahrtprogramm eingesetzt werden. Der Phytotherapeut David Winston hat sich aus dem Blickwinkel der modernen Phytotherapie mit den Adaptogenen beschäftigt. In seinem Standardwerk *Adaptogens* (nur in englischer Sprache erhältlich) definiert er sie als „bemerkenswerte natürliche Substanzen, die dem Körper helfen, sich an Stress anzupassen; sie unterstützen normale Stoffwechselfunktionen und tragen zur Wiederherstellung des Gleichgewichts bei. Sie erhöhen die Widerstandsfähigkeit gegenüber körperlichen, biologischen, psychischen und umweltbedingten Stressfaktoren und wehren akuten und chronischen Stress ab. (…) Sie stellen das Gleichgewicht der endokrinen Hormone wieder her, modulieren das Immunsystem und den ganzen Körper zur Erhaltung einer optimalen Homöostase." Diese Beschreibung trägt der Art und Weise Rechnung, wie sich sowohl psychischer und mentaler Stress sowie körperliche Stressfaktoren, zum Beispiel Krankheit, Sport und der Alterungsprozess, auf unsere Gesundheit auswirken, als auch der einzigartigen Rolle, die Adaptogene spielen können, indem sie dazu beitragen, das Wohlbefinden zu erhalten und zeitlebens unsere Gesundheit und Vitalität zu steigern.

Winston betont, dass es gemäß seiner eng gefassten Definition der Adaptogene nur einige wenige Pflanzen gibt, zu denen Ginseng, Ashwagandha, Eleuthero, Schisandra und Rhodiola gehören, die ausreichend genug erforscht sind, um als Adaptogene definiert werden zu können. In dieses Buch habe ich jedoch auch Kräuter und Pflanzen aufgenommen, die er als „nutritives Tonikum", als nahrhaftes Stärkungsmittel bezeichnet, wie etwa Maca, Goji-Beeren und Astragalus, die adaptogene Eigenschaften haben und die, wie ich glaube, eine wichtige Rolle bei der Unterstützung der Gesundheit und des Wohlbefindens in Zeiten von Stress spielen können.

HOLISTISCHE WIRKUNGEN

Die Kräuter und Pflanzen in diesem Buch nehmen tendenziell eher Einfluss auf den ganzen Körper und nicht nur auf ein spezielles Körpersystem. Die meisten traditionellen medizinischen Systeme erkennen an, dass sich bestimmte Pflanzen insgesamt heilsam auf den Körper auswirken. In der ayurvedischen Medizin werden sie Rasayanas genannt, was wörtlich „Pfad des Seins" oder im weiteren Sinne „Geweberegeneration" bedeutet, und in der traditionellen chinesischen Medizin werden sie als Stärkungsmittel für das Nieren-Yang bezeichnet. Das altgriechische Wort *panakeia*, latinisiert *panacea*, bedeutet „alles heilend" und kann entsprechend auf Adaptogene angewendet werden. In den traditionellen medizinischen Systemen werden adaptogene Kräuter meist mit Langlebigkeit und Erhaltung der Gesundheit bis ins hohe Alter assoziiert. Und wer möchte das nicht?

DIE AUSWAHL DER RICHTIGEN KRÄUTER

Die heutigen Phytotherapeuten studieren die physiologischen Wirkungen von Kräutern zwar aus moderner wissenschaftlicher Sicht, doch die meisten glauben auch, dass Pflanzen „energetische" Auswirkungen auf den menschlichen Geist und Körper haben. Der Gedanke dass, zum Beispiel, die Rose das Herz öffnet und Kummer heilt, oder dass die Verbene als Orientierung in Zeiten des Übergangs wirkt, mag sich neben der Chemie und der Biologie etwas merkwürdig ausnehmen. Doch die täglichen Beobachtungen der damit arbeitenden Phytotherapeuten, die auf einer Tradition von mehreren hundert Jahren beruhen, legen nahe, dass Pflanzen, warum auch immer, diese Eigenschaften haben. Auch wenn die in diesem Buch beschriebenen Pflanzen adaptogene oder nährende Merkmale gemeinsam haben, ist jede von ihnen in ihren Eigenschaften und Wirkungen einzigartig. Wenn Sie also eine Entscheidung darüber treffen, welche von ihnen für Sie passend sind, berücksichtigen Sie bitte das Wesen der Pflanze. Diese Vorstellung mag ungewohnt erscheinen, doch der Gedanke spielt in der traditionellen Medizin eine wesentliche Rolle. Eine Pflanze kann wärmend, kühlend, trocknend oder feuchtigkeitsspendend sein. Das wird besser verständlich, wenn Sie einfach daran denken, wie kühlend eine Gurke oder eine Wassermelone an einem heißen Tag wirkt, oder wie ein würziges Currygericht Ihnen das Gefühl von Wärme gibt, Sie zum Schwitzen bringt und Ihre Verdauung anregt. Die Adaptogene können einzelnen genommen oder mit einem oder mehreren Kräutern gemischt werden, um die Palette der Vorzüge zu erweitern. Diese Methode ermöglicht es auch, die Wirkungen der Kräuter abzustimmen. Wenn Sie zum Beispiel glauben, dass Rhodiola zu trocknend für Sie ist, könnten Sie ein wenig feuchtigkeitsspendendes Süßholz dazugeben, um eine harmonische Mischung zu erhalten.

HEILKRÄFTIGE EIGENSCHAFTEN

Tiere und Menschen sind in der glücklichen Lage, kämpfen oder fliehen zu können, Pflanzen hingegen können sich weder wehren, noch vor einer Gefahr davonlaufen.
Eine Pflanze ist naturgemäß an einen festen Platz gebunden. Viele der Pflanzen, die wir als Adaptogene definieren, sind in unwirtlichen Umgebungen entstanden. Um eisige Temperaturen oder sengende Hitze zu überleben oder mit einem nährstoffarmen Boden zurechtzukommen, haben sie mit der Zeit kluge Anpassungsstrategien entwickelt, die es ihnen nicht nur ermöglichten zu überleben, sondern sogar zu gedeihen.
Es überrascht vielleicht, dass manche Pflanzen mehr DNS enthalten als Menschen. Sie enthalten auch außergewöhnlich komplexe und einzigartige chemische Substanzen, die als sekundäre Pflanzenstoffe bekannt sind und sich auf den menschlichen und tierischen Körper auswirken. Menschen und Pflanzen haben sich gemeinsam entwickelt, daher enthält unser Körper Rezeptoren, die auf bestimmte sekundäre Pflanzenstoffe reagieren. Ein gutes Beispiel sind die sogenannten Phytoöstrogene, die in Pflanzen aus der Familie der Hülsenfrüchte vorkommen, etwa den Sojabohnen. Für den menschlichen Körper sind sie dem Sexualhormon Östrogen so ähnlich, dass sie seine Östrogenrezeptoren aktivieren. Mit anderen Worten, der Körper reagiert in gewissem Maße auf das Phytoöstrogen der Pflanze so, als hätte er es selbst gebildet. Das kann man sich zunutze machen, um einen Östrogenmangel im Körper auszugleichen.

Es gibt keine einheitliche wissenschaftliche Forschung darüber, inwiefern Pflanzen sich auf den menschlichen Körper auswirken. Adaptogene sind detaillierter erforscht worden als viele andere Kräuter, daher können wir ihre Mechanismen zu einem gewissen Grad verstehen. Doch es sind weitere Untersuchungen erforderlich. Die vorliegenden Forschungsergebnisse bestätigten oft die traditionellen Anwendungsformen, die

Kräuterkundigen seit vielen Jahrhunderten bekannt sind, auch wenn die Forschung nicht genau erklären kann, wie sie wirken. Einige Wirkungen können wissenschaftlich erklärt werden. Der Phytotherapeut Dr. Christopher Hobbs, der an der University of California in Berkeley ausgedehnte Untersuchungen über pflanzliche Arzneimittel durchgeführt hat und ein Fachmann auf dem Gebiet der Heilpilze ist, erklärt, dass Beta-Glukane (großmolekulare Zucker, die in den Heilpilzen vorkommen) die Abwehrkräfte ankurbeln können, weil sie in der Wahrnehmung unseres Körpers den Zellmembranen von Bakterien ähnlich sind. Das bedeutet, sie bringen das Immunsystem dazu, aktiv zu werden, obwohl es in Wirklichkeit gar keine bakterielle Bedrohung gibt.

Manche Adaptogene steigern eventuell die Ausdauer dadurch, dass sie den Energiestoffwechsel verbessern. Andere, etwa Ginseng, wirken nachweislich auf den Hypothalamus und andere Bereiche des Gehirns, die an der Stressreaktion beteiligt sind, und helfen so dem Körper, schneller zu reagieren und sich dann auch wieder schneller zu erholen. Sie zügeln möglicherweise auch die Freisetzung von Stresshormonen durch die Nebennieren, sodass diese nicht so belastet werden, und reduzieren damit den Spiegel potenziell schädlicher Stresshormone im Blut. Die Erforschung lebender Organismen, ob Menschen oder Pflanzen, ist hochkomplex, und wir haben immer noch viel zu lernen. Selbst im Bereich der auf empirische Belege gestützten, der sogenannten evidenzbasierten medizinischen Forschung gibt es Arzneimittel, deren Wirkung nicht wirklich verstanden wird. Nach Jahren der klinischen „Gießkannenprinzip"-Studien, dass nämlich ein Ergebnis automatisch für alle gilt, beginnen Wissenschaftler nun zu akzeptieren, dass ein Arzneimittel, das bei einem Menschen wirkt, bei einem anderen mit derselben Diagnose nicht zwangsläufig dieselbe Wirkung hat.

Phytopharmaka, einschließlich der Adaptogene, sind zwischen den Nahrungs- und Arzneimitteln angesiedelt. Die Menschen verwenden sie seit Jahrhunderten, vielleicht gar Jahrtausenden zur Förderung von Gesundheit und Wohlbefinden. Die traditionellen phytotherapeutischen Systeme anerkennen und würdigen den Umstand, dass Menschen individuell unterschiedlich sind und Pflanzen außergewöhnliche Eigenschaften haben. Sie vertrauen auf das Wissen, dass etwas wirkt, ohne den genauen Wirkmechanismus unbedingt kennen zu müssen. Wissenschaftler arbeiten weiter daran, die Geheimnisse des menschlichen Körpers und der Pflanzen auf der Erde zu entschlüsseln. Währenddessen liefert uns die Natur weiterhin freigiebig Kräuter, um Körper und Geist bei guter Gesundheit und im Gleichgewicht zu halten.

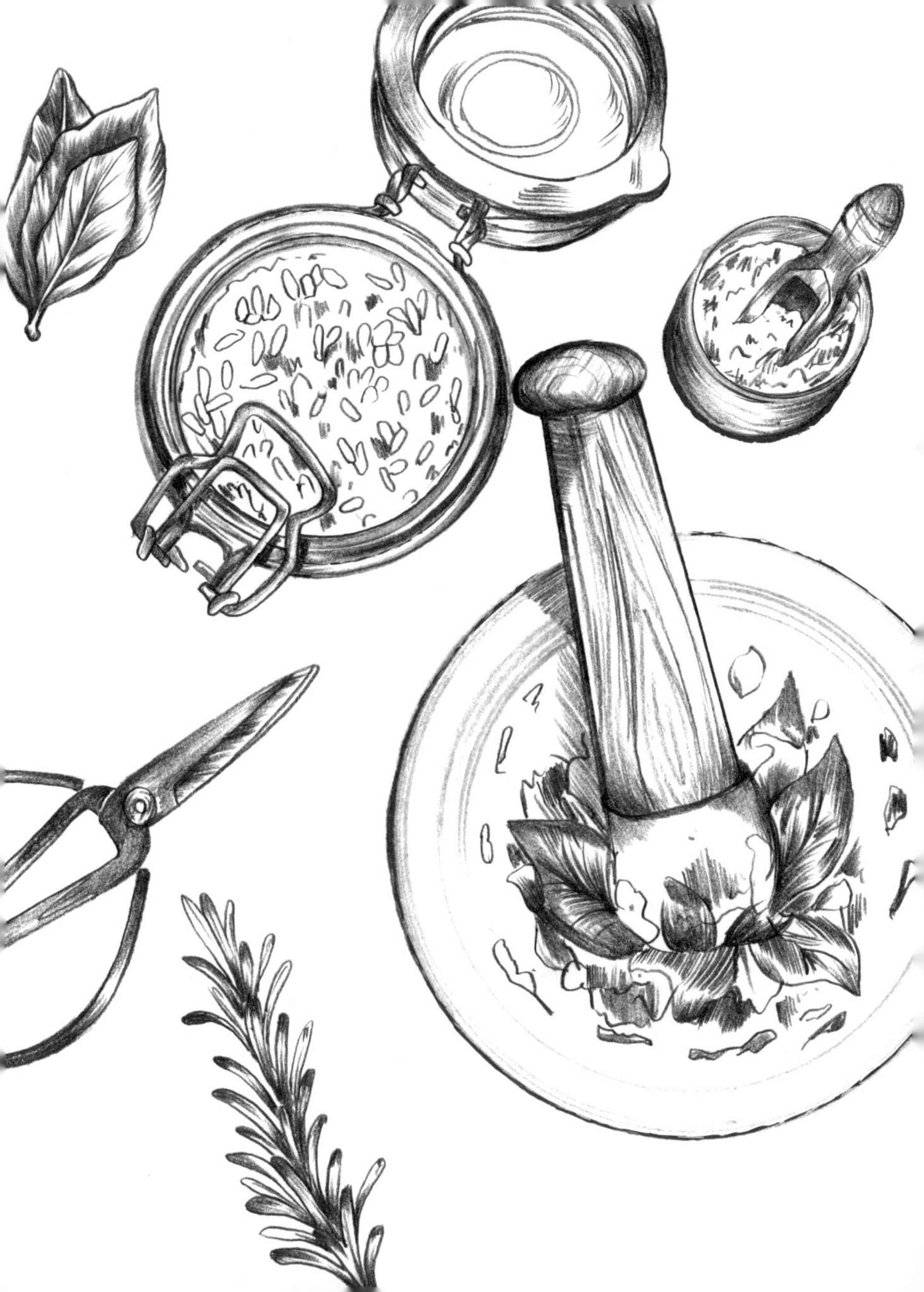

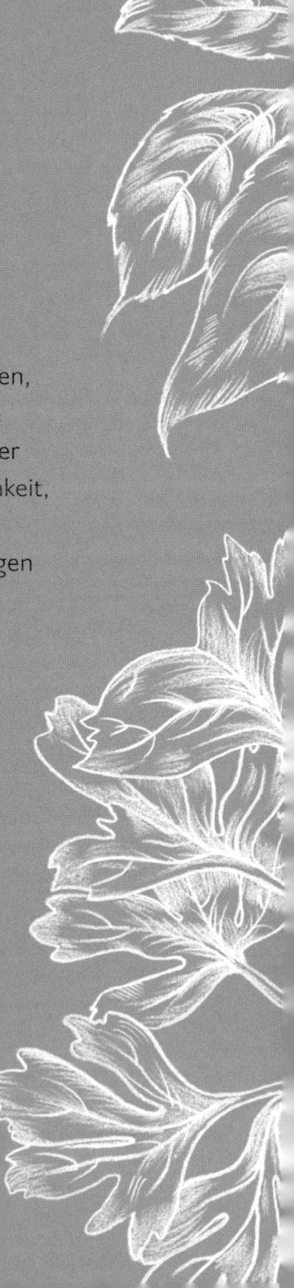

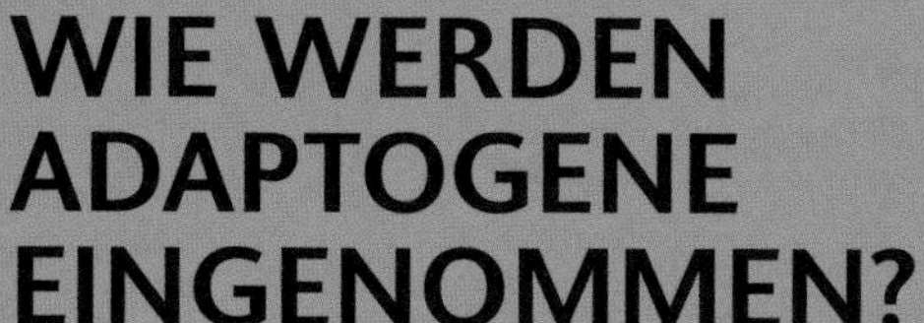

WIE WERDEN ADAPTOGENE EINGENOMMEN?

Die einfachste Art, eine Pflanze zu sich zu nehmen, ist der Verzehr eines frischen Blattes, einer Blüte oder einer Wurzel. Wenn Sie selbst einige Kräuter anbauen können, ist das eine großartige Möglichkeit, ihre heilkräftigen Vorzüge zu genießen. Viele Adaptogene stellen jedoch spezielle Anforderungen an die Aufzucht, sodass es sinnvoller ist, sie in haltbarer Form oder als Extrakt zu kaufen.

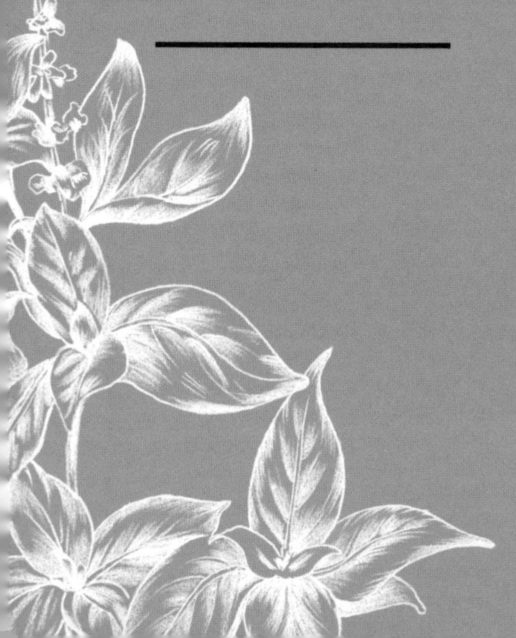

GETROCKNET UND ALS PULVER

Getrocknete Kräuter sind praktisch und fast überall zu bekommen. Man bekommt sie in zwei Formen, in handlicher Größe als „ganzes Kraut" oder „ganze Wurzel" oder getrocknet und pulverisiert. Beides eignet sich zur Zubereitung von Kräutertee, wenngleich ich ganze getrocknete Kräuter bevorzuge, da es zeitaufwendig ist, Pulver aus dem Tee zu sieben.

Die pulverisierte Form besteht meist einfach aus getrockneten Kräutern, die fein gemahlen wurden. Von manchen Pflanzen, insbesondere von Heilpilzen wie dem Reishi-Pilz, wurde eventuell zuerst ein wässriger und/oder alkoholischer Auszug hergestellt und die Flüssigkeit dann zu einem Pilzextraktpulver getrocknet.

Pulver sind einfach zu verwenden. Sie können 1–2 Teelöffel in einen Smoothie rühren, sie über eine Mahlzeit, zum Beispiel Haferbrei oder Müsli, streuen oder sie zu Suppen, Eintöpfen und Schmorgerichten oder anderen Gerichten geben.

Getrocknete ganze oder pulverisierte Kräuter halten Sie gesund, vorausgesetzt, Sie schützen sie vor ihren vier „Feinden": Luft, Hitze, Licht und Feuchtigkeit. Eine Reihe von durchsichtigen Glasgefäßen mit getrockneten Kräutern über dem Herd sieht zwar attraktiv aus, doch wenn Sie sie nicht sehr schnell verbrauchen, verblassen sie bald, verlieren an Wirkung und können sogar anfangen zu schimmeln, wenn sie an einem feuchtwarmen Ort gelagert werden. Damit Sie den größtmöglichen Nutzen von Ihren getrockneten Kräutern haben, sollten Sie sich für luftdichte Gefäße entscheiden, vorzugsweise aus Glas, und sie kühl, dunkel und trocken lagern.

Da Pulver eine große Oberfläche hat, verliert es seine Wirksamkeit schneller als getrocknete Kräuter im Ganzen; das ist der Grund, warum die besten Köche ihre Kräuter und Gewürze lieber nach Bedarf selbst mahlen. Wenn Sie ganze getrocknete Kräuter kaufen, können Sie sie für Tee verwenden und sich eine kleine Kaffeemühle zulegen, um sie im Handumdrehen zu großartigem frischen Pulver zu mahlen. Haben oder wollen Sie keine Kaffeemühle oder möchten Sie sich ganz wie ein traditioneller Kräuterheilkundiger fühlen, macht es auch Spaß, sie mit einem Stößel im Mörser zu Pulver zu zerkleinern. Dieses Pulver wird dann zwar nicht so fein, doch getrocknete Blätter und Samen eignen sich gut dafür. Aus harten, getrockneten Wurzeln und weichen, elastischen Blütenblättern sind Pulver schwerer von Hand herzustellen.

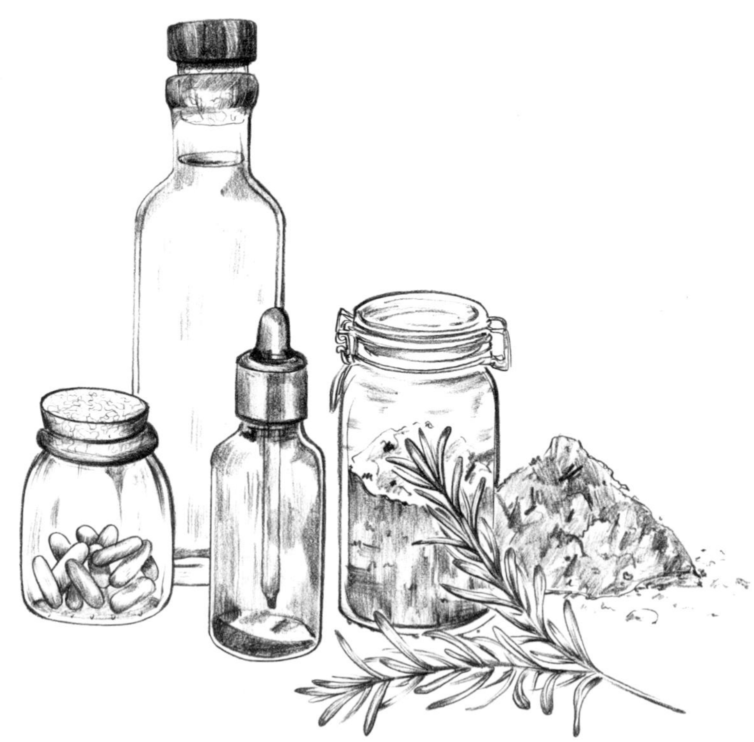

Getrocknete Kräuter werden meistens mit Wasser zu Tee oder als Dekokt, als Absud, zubereitet. Für Tee werden sie einfach mit Wasser aufgegossen, wozu sich leichteres pflanzliches Material am besten eignet, wie Blüten und Blätter. Holzigeren Wurzeln, Samen und manchen Beeren muss man ihre guten Inhaltsstoffe mittels Hitze entziehen, man kocht sie also am besten in Wasser, um einen Absud herzustellen (s. S. 123).

KAPSELN

Kapseln lassen sich überall mit hinnehmen. Es sollte möglich sein, alle in diesem Buch beschriebenen Kräuter in Kapselform zu bekommen. Die Kapsel selbst besteht meist aus Zellulose, die sich im Magen auflöst und ihren pulverisierten Kräuterinhalt freisetzt. Kapseln können sehr wirksam sein, doch man darf nicht vergessen, dass manche Kräuter, insbesondere Ashwagandha (Schlafbeere), Shatavari (indischer Spargel) und Kurkuma leichter vom Körper aufgenommen werden (d. h. bioverfügbar sind) und daher besser wirken, wenn sie zusammen mit Fetten eingenommen werden. Ein wenig Vollmilch, Kokosöl, etwas Avocado oder einige Nüsse stellen sicher, dass Sie den größtmöglichen Nutzen davon haben.

TINKTUREN

Tinkturen sind Kräuterextrakte zum Schlucken. Sie werden durch Mazeration (Auslaugen) frischer oder getrockneter Kräuter in Alkohol und Wasser über mehrere Wochen hergestellt, wobei ihre aktiven Bestandteile in die Flüssigkeit übertreten. Danach seiht man das Ganze zur Entfernung der pflanzlichen Rückstände sorgfältig ab. Die entstehende Flüssigkeit wird als Tinktur bezeichnet, die in kleinen Mengen einzeln oder zusammen mit anderen Kräutertinkturen als Ihre individuelle Mischung eingenommen werden kann. Professionelle westliche Phytotherapeuten tendieren zur Verwendung vieler Tinkturen, da sie bequem zu nehmen, lange haltbar (meist mehrere Jahre) und exakt zu verordnen sind.

Bei handelsüblichen Tinkturen wird die Stärke der Zubereitung als Verdünnungsverhältnis angegeben. Eine typische Tinktur könnte ein Verhältnis von 1:3 haben; das besagt, dass sie aus einem Teil Kräuter und drei Teilen Flüssigkeit besteht. Sie werden vielleicht auch Tinkturen in einem Mischungsverhältnis von 1:1 finden, die allgemein als Flüssigextrakte gelten und stärker sind, weil hier Kräuter und Flüssigkeit im gleichen Mengenverhältnis verwendet wurden.

Aus frischen oder getrockneten Kräutern können Sie auch problemlos und kostengünstig Ihre eigene Tinktur herstellen. Wenn Sie es versuchen möchten, finden Sie auf Seite 124 eine einfache traditionelle Methode, nach der ich meist vorgehe.

Tinkturen sind in vieler Hinsicht sehr vorteilhaft und praktisch, doch sie sind nicht für jeden gleichermaßen geeignet. Wenn Sie Alkohol aus gesundheitlichen, religiösen oder anderen Gründen meiden oder Kindern Kräuter geben wollen, sind andere Anwendungsformen besser geeignet; oder Sie suchen nach einer Tinktur ohne Alkohol. Sie wird mit Wasser und pflanzlichem Glyzerin hergestellt, ist wirksam und gut haltbar, doch manchen Menschen ist ihr süßer Geschmack unangenehm.

Ich empfehle 1 Teelöffel Tinktur täglich oder bis zu 100 ml Dekokt (Absud).

KRÄUTERÖLE UND KRÄUTERFETTE

Kräuteröle werden häufig für die Herstellung von Balsam und Salben zur äußerlichen Behandlung benutzt. Sie können auch eingenommen werden, wobei sich die Vorzüge der Kräuter hervorragend mit der Ernährung kombinieren lassen. Mein Rezept für adaptogene Schokoladen-Trüffel mit Codonopsis, Shatavari und Rosenblättern auf Seite 140 ist eigentlich eine Kräuterfettcreme, aber „Schokoladen-Trüffel" klingt natürlich erheblich verlockender.

Olivenöl ist eine gute Basis für ein Kräuteröl zum Kochen; Sie können aber auch Kokosöl verwenden oder, wie es in Indien gemacht wird, geklärte Butter (Ghee). Für ein Kräuteröl füllen Sie ein Glasgefäß zur Hälfte mit getrockneten Kräutern und gießen so weit mit Öl auf, dass die Kräuter vollständig bedeckt sind und das reine Öl etwa 2,5 cm sichtbar darübersteht. Eine leichte Erwärmung unterstützt den Mazerationsprozess. Nach traditioneller Weise würde man es für einige Tage an einem sonnigen Ort stehenlassen. Suchen Sie sich zu Hause einen warmen Ort und lassen Sie es 10 bis 12 Tage stehen, dann seihen Sie das Öl ab, füllen es in eine sterilisierte Flasche und verwenden es wie üblich. Wenn Sie einen Schongarer haben, können Sie das Gefäß mit leicht aufgesetztem Deckel hineinstellen, aber bitte nicht zuschrauben (sonst könnte das Glas durch die Ausdehnung des Öls zerspringen) und den Schongarer mit Wasser bis zur Hälfte des Glases befüllen. Belassen Sie es etwa 8 Stunden bei niedrigster Temperatur im Schongarer.

Anschließend lassen Sie das erhitzte Öl abkühlen, gießen es durch ein mit einem Mulltuch ausgelegtes Sieb ab und füllen es in eine Flasche. So hergestelltes Kräuteröl sollte nicht nochmals erhitzt werden – verwenden Sie es für Salatsoßen oder geben Sie es zu Nudeln und anderen Gerichten.

KRÄUTERESSIG

Essig wird in vielen Esskulturen zur Konservierung von Obst, Gemüse und Kräutern als Pickles und Chutneys (gewürzte Fruchtpaste) verwendet. Shrub (sprich: Schrab), der essiggesäuerte Fruchtsirup, der seinen Ursprung im England des 17. Jahrhunderts hat, schaffte den Sprung über den Atlantik und war zu einer Zeit und an einem Ort, wo es schwer war, an Alkohol und Kühlmöglichkeiten zu kommen, unter den frühen Siedlern in den USA zum Haltbarmachen von Obst, insbesondere Beeren, beliebt. Dieser fruchtige Essig wird manchmal als Trinkessig bezeichnet und kann für alkoholische und nichtalkoholische Cocktails verwendet werden. Im 20. Jahrhundert kannte ihn praktisch niemand mehr, er erlebte jedoch vor Kurzem dank der sogenannten Craft-Cocktails und Craft-Biere eine Popularitäts-„Renaissance“ auf beiden Seiten des Atlantiks.

Trotz der neuerlichen Popularität ist Kräuteressig im Handel nicht allgemein erhältlich. Zum Glück können Sie ihn sehr leicht selbst herstellen, Sie müssen nur den Alkohol durch Essig aus dem Rezept für die Tinktur auf Seite 124 ersetzen. Oder Sie gehen noch einen Schritt weiter und verwenden zahlreiche Zutaten, um zum Beispiel meinen *Feurigen Rosenwurz-Essig* auf Seite 152 herzustellen. Wenn ich Kräuteressig mache, verwende ich bevorzugt unpasteurisierten naturtrüben Apfelessig, der ausgezeichnete heilkräftige Eigenschaften besitzt. Rot- oder Weißweinessig eignet sich auch gut und ergibt köstliche Salatsoßen.

DOSIERUNG UND SICHERHEIT

Im Gegensatz zu konventionellen Medikamenten, Vitamin-Supplementen und Nahrungsergänzungsmitteln herrscht bei Kräutern keine weitgehende Einigkeit über die Dosierungsrichtlinien.

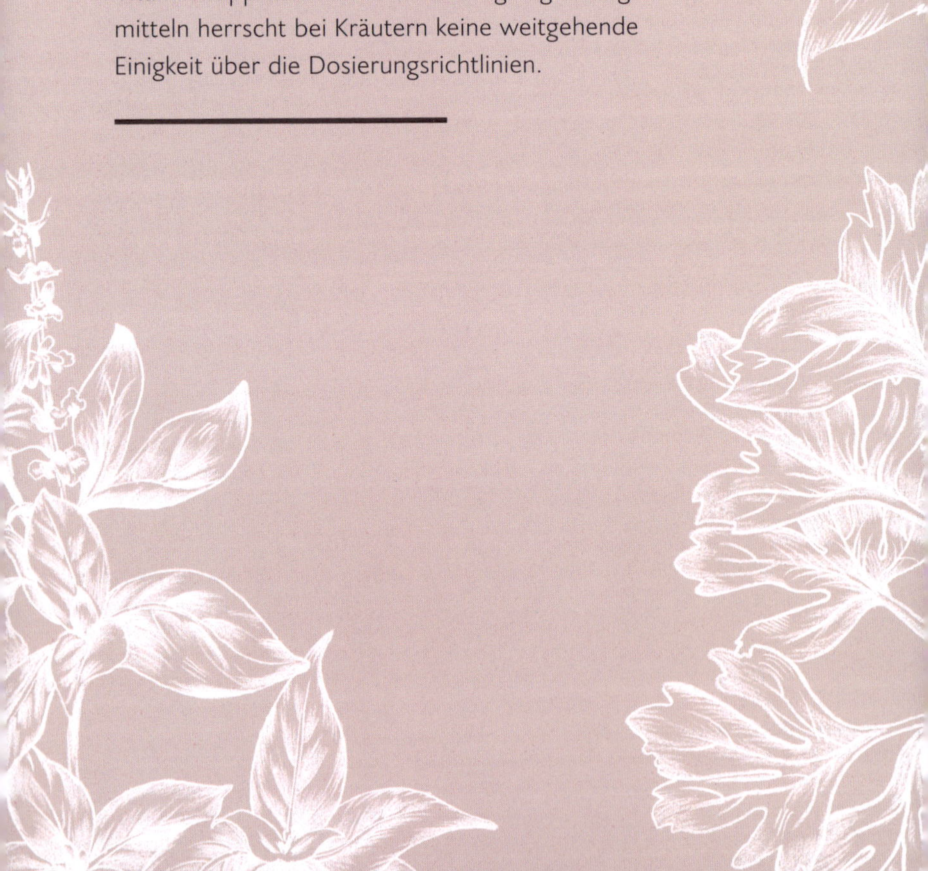

Verbindliche Dosierungen sind aus einer Reihe von Gründen schwierig. Die Menge der aktiven Kräuterbestandteile in einem bestimmten Produkt variieren je nach Zubereitungsart. Noch komplizierter wird es, weil wir – und das sind wirklich keine überraschenden Neuigkeiten – alle unterschiedlich sind. Menschen können in unvorhersehbarer Weise auf Kräuter reagieren. In meiner Praxis (die Autorin ist Phytotherapeutin; Anm. d. Übers.) habe ich schon große, starke Männer sehr schnell auf ziemlich niedrige Dosierungen reagieren sehen, und zierliche Frauen erlebt, bei denen es für eine ähnliche Reaktion größerer Mengen des Krautes bedurfte. Ich habe für jedes der in diesem Buch vorgestellten Adaptogene eine durchschnittliche Dosierung angegeben; doch am besten beginnen Sie mit einer geringen Menge und schauen, wie sie bei Ihnen wirkt. Haben Sie das Gefühl, dass Sie mehr benötigen, können Sie die Dosis einfach erhöhen. Im Allgemeinen gelten die Kräuter in diesem Buch als sicher. Sehen Sie sich jedoch die folgenden Richtlinien an, bevor Sie mit der Einnahme von Kräutern beginnen.

LESEN SIE DIE HINWEISE AUF DER PACKUNG!

Bei Kapseln oder Tinkturen, die Sie fertig kaufen, befindet sich auf dem Etikett häufig ein Dosierungsvorschlag. Dieser variiert je nach Produkt, weil Kapseln derselben Größe unterschiedliche Mengen eines Krautes enthalten können. Ich lege Ihnen dringend ans Herz, die angegebene Dosierung nicht zu überschreiten, es sei denn, Sie folgen der Empfehlung eines Arztes oder ausgebildeten Phytotherapeuten.

VIEL HILFT NICHT UNBEDINGT VIEL

Es liegt in der Natur des Menschen, zu glauben, wenn eine kleine Menge von etwas gut ist, sei eine größere Menge davon noch besser. Adaptogene sind im Allgemeinen ungefährlich und nicht suchterzeugend. Es ist jedoch immer besser, genau die richtige Menge einzunehmen, um die gewünschte Wirkung zu erzielen.

ANWENDUNGSPAUSE

Selbst Phytotherapeuten wie ich, die täglich Kräuter nehmen, stellen fest, dass sie am wirksamsten sind, wenn man ab und zu einmal wechselt oder die Einnahme aussetzt. Ich schlage grundsätzlich vor, ein bestimmtes Kraut nicht länger als sechs Wochen hintereinander einzunehmen und dann entweder zu einem anderen zu wechseln oder es für zwei Wochen abzusetzen.

VORSICHT BEI KINDERN

Wenn in der Kräuterbeschreibung nichts anderes angegeben wird, rate ich davon ab, Kindern unter 12 Jahren Adaptogene zu verabreichen; für Kinder unter 3 Jahren kommen sie grundsätzlich nicht infrage.

BEI ÄLTEREN MENSCHEN DIE DOSIS REDUZIEREN

Es gibt eine schöne Tradition, bei älteren Menschen im Alltag Adaptogene wie Ginseng zur Unterstützung der Gesundheit einzusetzen – tatsächlich nehmen in Asien die meisten über 60-Jährigen Kräuter zur Erhöhung der Ausdauer und der Lebensspanne. Mit dem Alter verlangsamt sich der Stoffwechsel, sodass dann eine niedrigere Dosierung meist zielführender ist.

WANN SOLLTE EIN ARZT ODER PHYTOTHERAPEUT AUFGESUCHT WERDEN?

Wenn Sie schwanger sind (oder glauben es zu sein), stillen oder eine schwere Krankheit haben oder wenn Ihnen Medikamente verschrieben wurden, sollten Sie immer Ihren Arzt oder einen kompetenten Phytotherapeuten aufsuchen, bevor Sie mit der Einnahme von Kräutern beginnen.

Seit Tausenden von Jahren nutzen Menschen weltweit Kräuter als „Hausapotheke" und die Pflanzenheilkunde gilt oft als „Volksmedizin". Wenn Sie jedoch komplizierte oder chronische gesundheitliche Probleme haben, lege ich Ihnen dringend ans Herz, sich von einem Arzt oder professionellen Phytotherapeuten beraten zu lassen. In Großbritannien sind das Medizinische Phytotherapeuten, in den USA werden sie als Klinische Phytotherapeuten bezeichnet und in Australien und Neuseeland arbeiten sie meist als Naturheilkundler. (In Deutschland sind naturheilkundlich orientierte Ärzte oder auch Heilpraktiker mit Schwerpunkt Phytotherapie, die allerdings bestimmte Krankheiten nicht oder nur begleitend behandeln dürfen, kompetente Ansprechpartner; Anm. d. Übers.)

Entsprechende Empfehlungen finden Sie auf Seite 156. Diese Fachleute wurden umfassend ausgebildet und verfügen meist über viele Jahre Erfahrung damit, die Gesundheit ihrer Klienten zu schützen und wiederherzustellen. Mit ihrer Hilfe können Sie Kräuter gefahrlos und wirksam anwenden.

AUFBAU DER KÖRPEREIGENEN RESSOURCEN

Bevor Sie Adaptogene anwenden, überlegen Sie bitte, wie es um Ihre Energie bestellt ist. Der Phytotherapeut Jim McDonald erklärt das anhand einer Analogie mit Kreditkarten. Wenn Sie im Soll sind (in Bezug auf Geld oder Energie), dann „verschulden" Sie sich durch weitere „Anleihen" (z. B. bei manchen stimulierenden Adaptogenen wie Ginseng) immer weiter. Anstatt dauerhaft auf die Energie zurückzugreifen, die Sie durch stimulierende Kräuter bekommen – dazu gehört auch Kaffee –, ist es wichtiger, eigene Energiereserven aufzubauen. Hilfreich sind eine gute Ernährung und Strategien zum Wohlbefinden wie solche, die auf den folgenden Seiten beschrieben werden. Vielleicht möchten Sie ja auch mithilfe von nahrhaften, nicht stimulierenden Kräutern wie Ashwagandha und Codonopsis auf sanfte Weise allmählich wieder zu Kräften kommen.

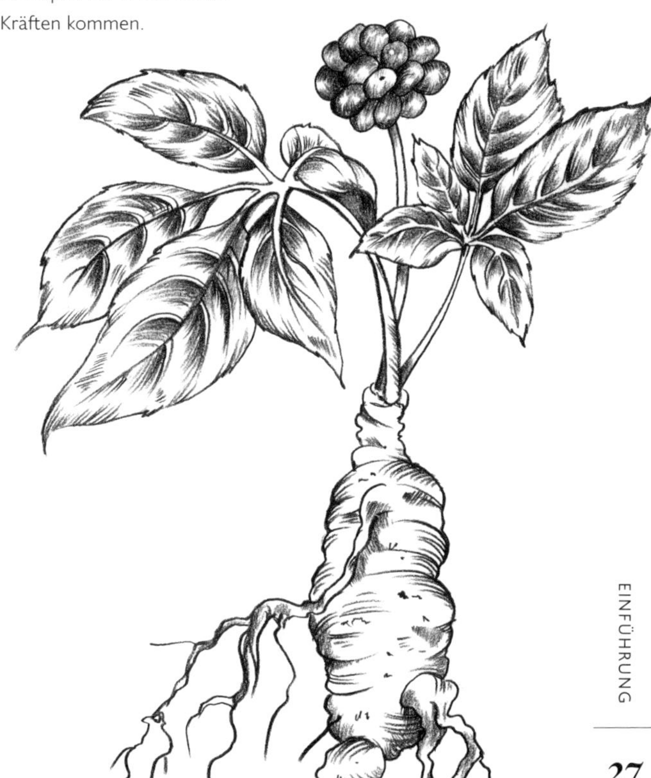

WEITERE STRATEGIEN FÜR DEN UMGANG MIT STRESS

Wir alle wünschen uns eine gute Gesundheit und Vitalität, und Kräuter können bei der Erreichung dieser Ziele eine wichtige Rolle spielen. Sie wirken jedoch am besten im Rahmen eines ganzheitlichen Ansatzes der Selbstfürsorge. Eine gute Ernährung, regelmäßige sportliche Betätigung, die Spaß macht, und vertrauensvolle Beziehungen sind zur Unterstützung von Geist und Körper auf unserer Lebensreise von wesentlicher Bedeutung.

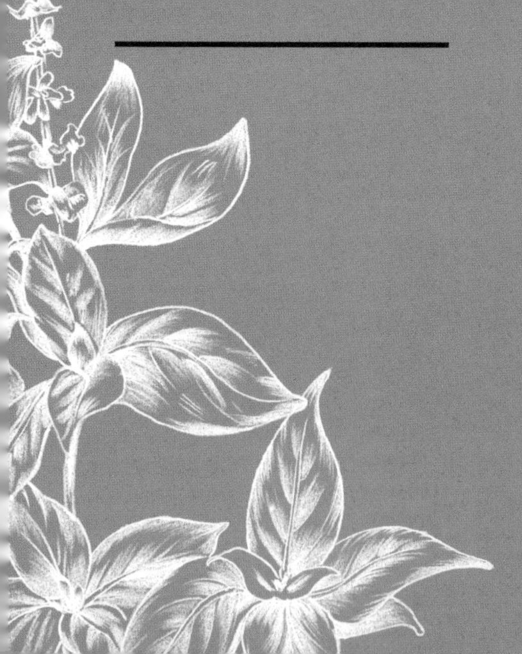

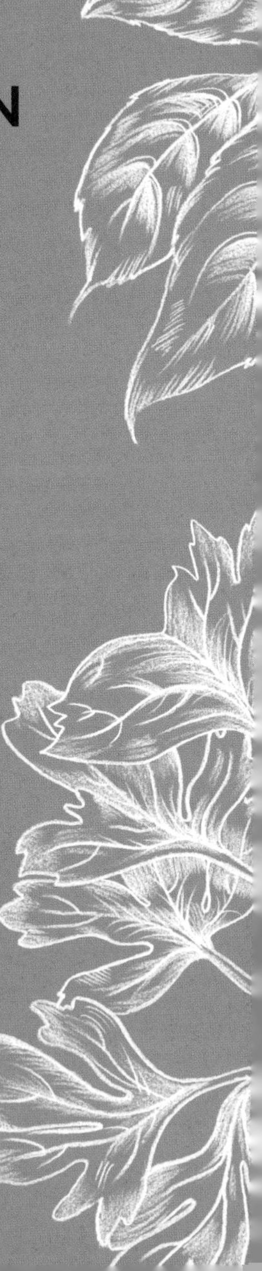

Es gibt eine ganze Reihe einfacher Möglichkeiten, mit deren Hilfe Sie Stress abbauen, Ihren Geist beruhigen sowie Gesundheit und Vitalität fördern können. Viele von uns führen ein komplexes Leben in einer Zeit, in der die Technik gefühlt jeden Bereich unseres Arbeits- und Privatlebens in halsbrecherischem Tempo verändert. Freiräume zum Nachdenken, Träumen und Verbinden mit der Natur zu schaffen, ist wichtig.

GEHEN SIE INS FREIE

Es ist noch gar nicht so lange her, da lebten die Menschen täglich im Einklang mit den Pflanzen und Tieren in ihrer Umgebung. Selbst wenn uns nicht bewusst ist, woran es uns mangelt, zieht es unser inneres Wesen in die Natur. Wenn Sie einen „Beweis" dafür brauchen, gehen Sie an einem sonnigen Tag um die Mittagszeit einfach einmal in einen Stadtpark oder überlegen Sie, warum Menschen sich Strände oder naturnahe Orte als Urlaubsziele aussuchen. Es zieht uns intuitiv zu Aktivitäten ins Freie, etwa zur Gartenarbeit oder zur Teilnahme an sportlichen Aktivitäten an der frischen Luft, vom Wandern oder Mountainbike-Fahren bis hin zum Golfspielen. Es gibt Hinweise, dass der Aufenthalt in der Natur Stress abbauen und vor Depressionen schützen kann. Neuere Studien ergeben, dass Sport auf der grünen Wiese wirksamer ist als das Training in der Sporthalle oder im Fitnessstudio.

Halten Sie sich, wenn das möglich ist, im natürlichen Morgenlicht draußen auf, das hilft, um Ihre biologische Uhr auf „Tag" zu stellen. Es gibt ein zunehmendes Bewusstsein für die gesundheitliche Bedeutung von Vitamin D aus dem Sonnenlicht, doch das Tageslicht hat auch noch andere erhebliche Vorteile. Fotosensible Zellen in den Augen sind direkt mit dem Hypothalamus verbunden, der die Hormone, den Wachheitsgrad, die Stimmung und das Schlafmuster steuert. Zahlreiche Studien belegen, dass ein Mangel an Tageslicht das Krankheitsrisiko erhöht, auch für Krebs, Diabetes vom Typ II und Herzkrankheiten, insbesondere mit zunehmendem Alter. Gehen Sie kurz nach dem Aufstehen spazieren, setzen Sie sich mit Ihrem Kaffee hinaus oder gehen Sie jeden Morgen einfach für fünf Minuten ins Freie. Das kostet nichts und könnte sich ausgesprochen positiv auf Ihre Gesundheit und Ihr Energieniveau auswirken.

ESSEN SIE NATURBELASSENE LEBENSMITTEL

Versuchen Sie, Nahrungsmittel so naturbelassen wie möglich zu sich zu nehmen. Wenn sie stark verarbeitet sind, enthalten sie wahrscheinlich nicht nur mehr Zucker, Salz und minderwertige Fette, sondern oft auch ungesunde Zutaten wie Maissirup mit

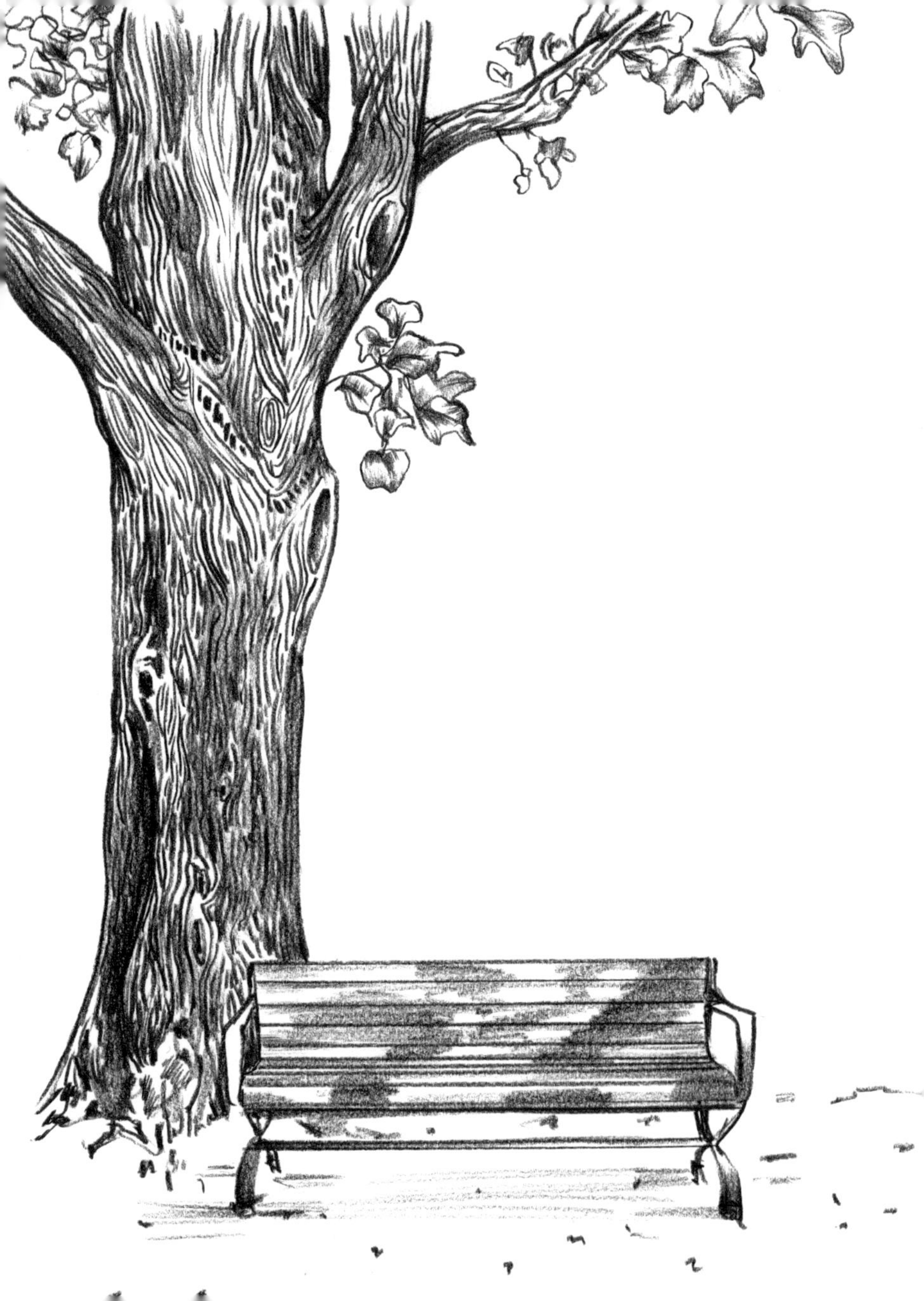

hohem Fruchtzuckergehalt und Separatorenfleisch, also billige Schlachtabfälle, die nicht als Muskelfleisch in den Handel gebracht werden dürfen. Nehmen Sie viele pflanzliche Nahrungsmittel zu sich, um von deren breiter Palette an Vitaminen, Mineral- und Ballaststoffen zu profitieren.

MEDITIEREN SIE

Meditation ist nachweislich beim Stressabbau sowie beim Umgang damit enorm hilfreich. Es gibt viele Kurse, Bücher oder Online-Videos und Apps, mit deren Hilfe Sie die Techniken erlernen können.

BEWEGEN SIE SICH

Jeder weiß, dass regelmäßiger Sport wichtig ist, um den Körper gesund zu erhalten, doch auch beim Umgang mit Stress kann Bewegung eine wichtige Rolle spielen. Körperliche Bewegung erhöht die Endorphinbildung – das sind die Neurotransmitter (Botenstoffe) im Gehirn, die dafür sorgen, dass Sie sich wohlfühlen. Sport unterbricht Angstzustände, die sich im Kopf abspielen, und wurde wegen des ruhigen und entspannten Gefühls, das dadurch entstehen kann, auch schon als „Meditation in Bewegung" bezeichnet. Wenn Sie noch nicht regelmäßig Sport treiben, sollten Sie Ihre Fitness langsam aufbauen, um Ihren Körper nicht übermäßig zu beanspruchen.

TROTZEN SIE DEM KALTEN WASSER!

Entdecken Sie die Abwehr steigernde, durchblutungsfördernde und den Lymphfluss anregende Wirkung von kaltem Wasser, wodurch mehr Sauerstoff in jede Körperzelle gelangt. Wenn Sie in der Lage (und mutig genug) sind, täglich in einem kalten See zu schwimmen, dann tun Sie das! Doch ich verspreche Ihnen, dass Sie sich auch wunderbar fühlen, wenn Sie jeden Morgen nur etwa eine Minute kalt duschen, bevor Sie die Wassertemperatur erhöhen.

REDUZIEREN SIE ARZNEIMITTEL AUF EIN MINIMUM

Wann immer das möglich ist, verringern Sie die Einnahme von freiverkäuflichen Arzneimitteln. Der übermäßige Gebrauch von Paracetamol oder nicht-steroidalen entzündungshemmenden Medikamenten (NSAR) wie Ibuprofen kann zu Leberschäden und im Laufe der Zeit sogar zu noch mehr Schmerzen führen. Medikamente, die Ihnen Ihr Arzt verschrieben hat, dürfen Sie natürlich nicht ohne vorherige Absprache mit ihm absetzen.

WAS MACHT IHNEN SPASS?

Finden Sie heraus, was Ihnen Vergnügen bereitet. Das ist bei jedem Menschen etwas anderes, doch entdecken Sie die Dinge, die eine kleine Welle der Freude in Ihnen auslösen. Das könnte Musikhören sein, ungehemmtes Tanzen, ein langes, heißes Bad oder Laufen statt Abspülen! Das muss nichts Kompliziertes sein – es heißt doch, die einfachen Dinge sind es, die Vergnügen bereiten. Gelingt es Ihnen, mehrere solche Momente im Laufe eines Tages zu erleben, bringt Sie das der Verbesserung Ihres allgemeinen Wohlbefindens schon ein großes Stück näher.

LASSEN SIE IHRER KREATIVITÄT FREIEN LAUF

Als Kinder malen, basteln und kreieren wir alles mögliche, doch als Erwachsene hemmen ein geschäftiges Leben und ein Mangel an Selbstvertrauen unsere natürliche Kreativität. Stellen Sie Ihre Selbstkritik zurück und skizzieren Sie ein Bild, legen Sie einen Garten an, schnitzen Sie an einem Holzstück, schreiben Sie Tagebuch oder nehmen Sie sich einfach nur die Zeit, um ein paar schöne Blumen in einer Vase zu arrangieren. Ihr Stresspegel sinkt, wenn Sie ganz in dieser Aufgabe aufgehen.

PFLEGEN SIE IHRE BEZIEHUNGEN

Wir sind soziale Wesen – selbst introvertierte Menschen brauchen vertrauensvolle Beziehungen. Üben Sie sich in Freundlichkeit, Empathie, Vergebung und Anteilnahme, um Ihre Beziehungen zu nahestehenden Menschen zu verbessern. Nehmen Sie sich einen Augenblick für ein Lächeln oder eine kleine Plauderei mit dem Kassierer im Supermarkt. Der positive und regelmäßige Kontakt mit anderen Menschen trägt enorm zu Ihrem emotionalen und psychischen Befinden bei.

SEIEN SIE NETT ZU SICH SELBST

Es wurde schon so oft gesagt, doch man darf nicht aufhören, es zu wiederholen – die sozialen Medien und die Werbung bombardieren uns mit Bildern von einem scheinbar perfekten Leben anderer Menschen, was oft dazu führt, dass man sich im Vergleich mit dieser Illusion von Perfektion elend fühlt. Niemandes Leben ist perfekt, tappen Sie also bitte nicht in eine solche Falle. Seien Sie stattdessen nett zu sich selbst und wertschätzen Sie sich so, wie Sie sind. Kümmern Sie sich um das, was getan werden muss, entspannen Sie sich dann ein wenig und akzeptieren Sie die Perfektion des Nichtperfekten.

LERNEN SIE EINE PFLANZE KENNEN!

Sei es durch das Kultivieren eines Krautes oder das Entdecken eines Krautes, das bereits im Park, in Ihrem Garten oder sogar in einem Riss im Gehweg wächst – viele Menschen stellen fest, wie wunderbar es ist, mit einer lebenden Pflanze in Kontakt zu kommen. Wenn ich Kurse für Kinder halte, bitte ich sie um die Gestaltung eines Pflanzenporträts. Dazu können Zeichnungen gehören (von der ganzen Pflanze, eines Blattes, einer Blume, von Beeren oder Samen), eine schriftliche Beschreibung ihrer Form, Farbe, des Duftes und der Oberflächenstruktur sowie die Recherche aus Büchern oder aus dem Internet, um ihre Ansprüche, ihre Geschichte und Anwendungen zu entdecken. Wenn das für Sie verlockend klingt, schaufeln Sie sich ein wenig Zeit frei, um eine Pflanze an Ihrem Ort zu finden, sich mit ihr „anzufreunden", und um ein Gefühl von Ruhe und Entspannung zu genießen.

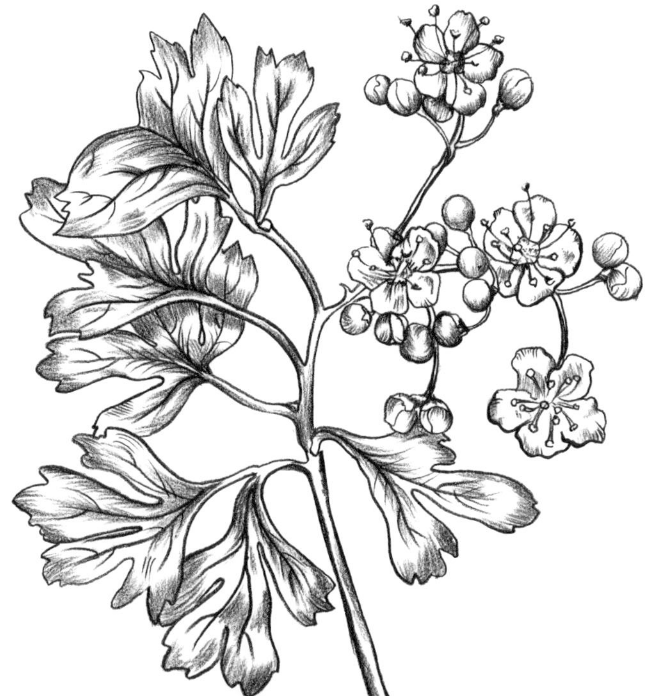

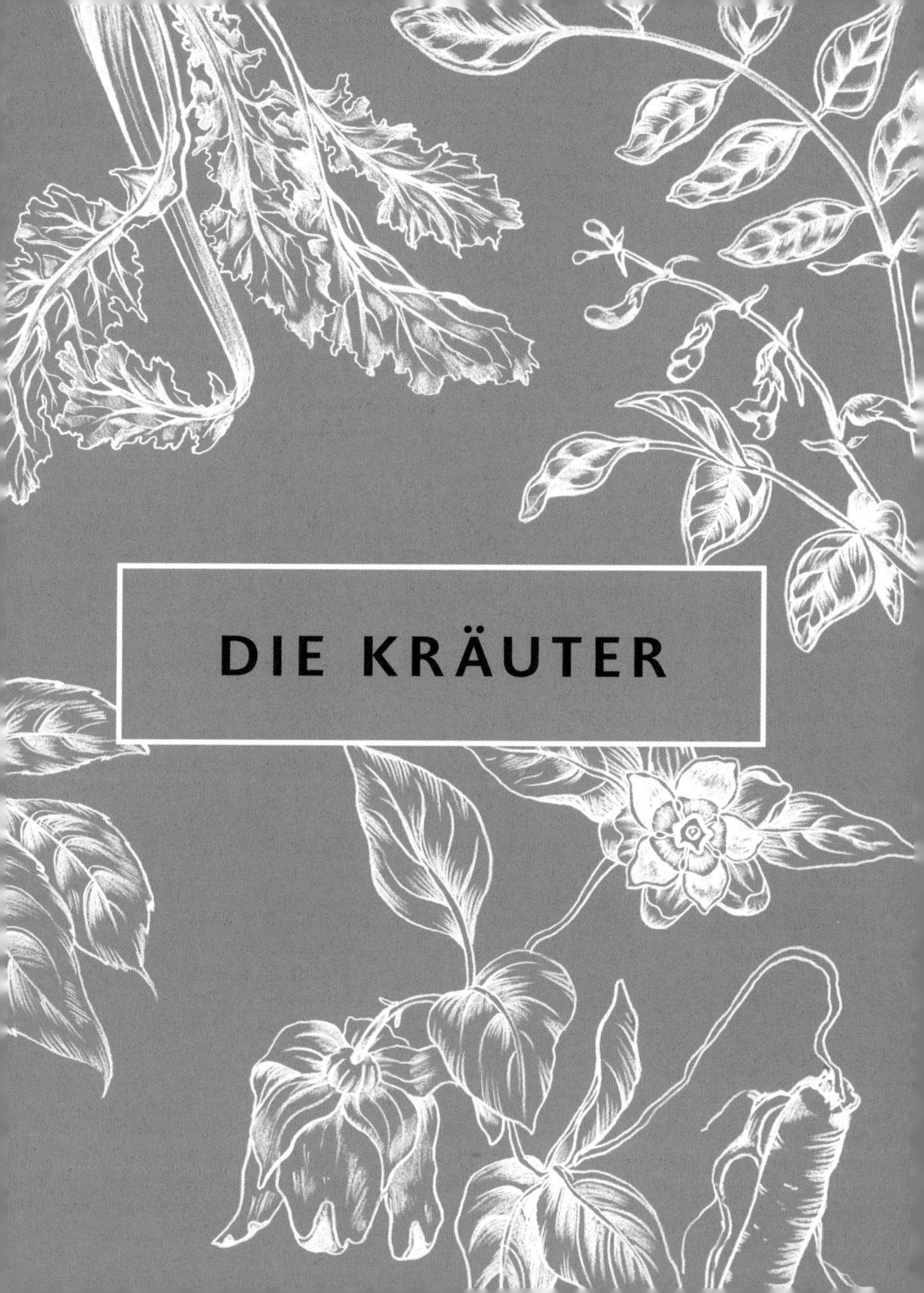

DIE KRÄUTER

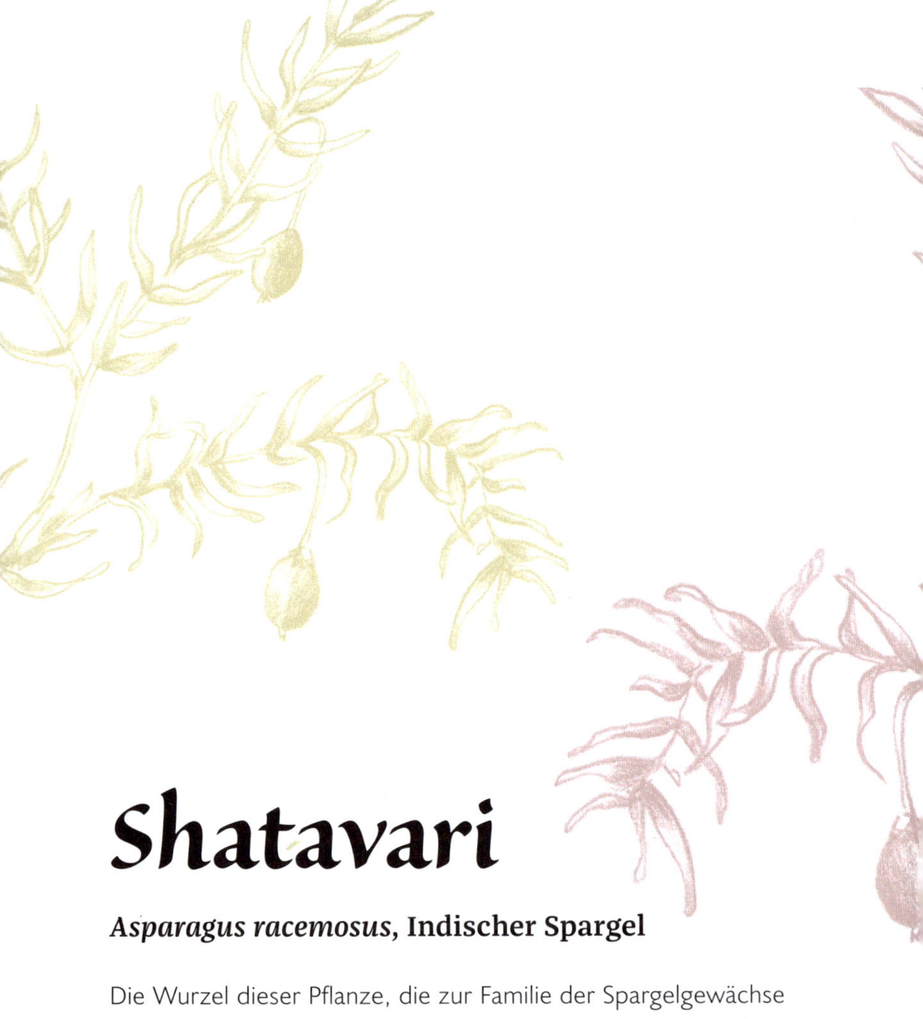

Shatavari

Asparagus racemosus, Indischer Spargel

Die Wurzel dieser Pflanze, die zur Familie der Spargelgewächse gehört, wird in Indien sehr geschätzt, wo sie allgemein zu den Frauenkräutern zählt.

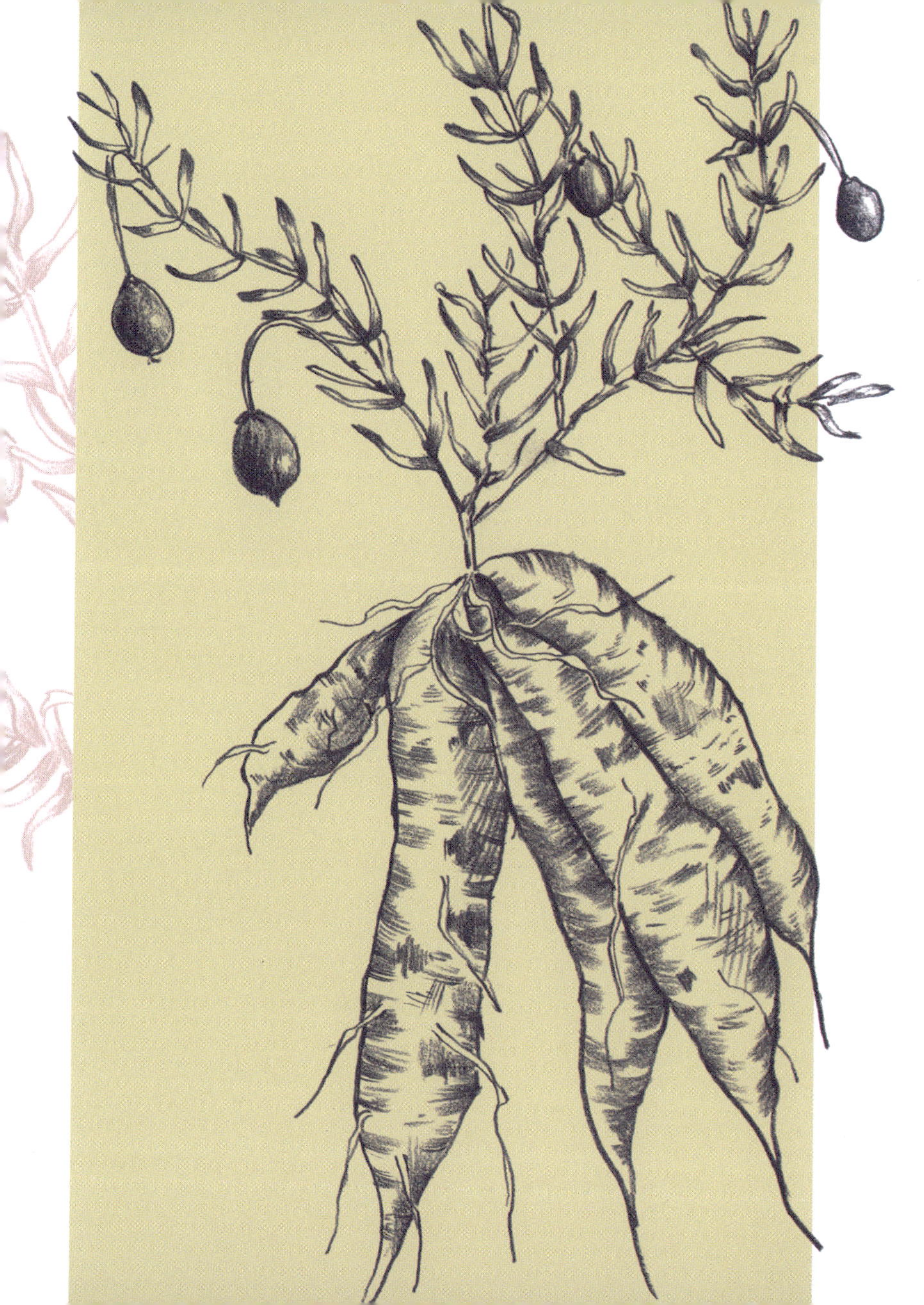

SHATAVARI

Asparagus racemosus, Indischer Spargel

Der Name dieses Krautes bedeutet „Ehefrau mit hundert Ehemännern"; er steht dafür, dass es die Handlungsfähigkeit stärkt – eine Frau, die Shatavari nimmt, kann mit hundert Männern fertig werden! Shatavari kräftigt und gleicht das Hormonsystem aus, hat feuchtigkeitsspendende und leicht wärmende Eigenschaften und wird zur Unterstützung von Frauen in allen Stadien des Lebens angewendet.

FÜR WEN IST SHATAVARI GEEIGNET?

Shatavari ist süß und wunderbar kräftigend für Frauen. Am besten bekannt ist es als Kraut, das die Menstruation reguliert sowie die Fruchtbarkeit fördert und diese traditionelle Nutzung wird durch Studienergebnisse belegt. Es gilt auch als ausgezeichnetes Mittel zur Förderung des Milchflusses bei stillenden Müttern und wird in der Perimenopause (der Zeit um die Menopause herum) und der Menopause häufig eingesetzt, um Symptome wie Hitzewallungen, Libidoverlust und Stimmungsschwankungen sowie Trockenheit von Scheide, Haut und Haaren zu bessern oder sogar zu beseitigen.

Aufgrund ihrer feuchtigkeitsspendenden Eigenschaften wird Shatavari auch zur Beruhigung und Linderung eines gereizten Verdauungssystems eingesetzt und ist eine gute Wahl bei Gastritis oder Übersäuerung. Es kräftigt und beruhigt auch die Lunge und wird oft zur Regeneration nach einer Bronchitis oder eines Infekts der unteren Atemwege angewendet.

EINNAHME UND DOSIERUNG

Shatavari wird traditionell in Milch oder mit geklärter Butter (Ghee) und Honig zubereitet, denn Fett unterstützt seine Resorption. In Indien ist es am häufigsten als Pulver in Gebrauch, was eine angenehme Anwendungsform ist. Ich mische es gern in Nussmilch, mein Rezept für *Shatavari-Macadamia-Milch* finden Sie auf Seite 127. Beachten Sie bitte auch das Rezept für die adaptogenen Schokoladen-

Trüffel mit Codonopsis, Shatavari und Rosenblüten auf Seite 140, die dabei helfen, den Hormonhaushalt auszugleichen, stimmungsaufhellend und energiesteigernd wirken und die Libido erhöhen – sie sind das perfekte Geschenk zum Valentinstag.

Shatavari gibt es auch in Kapselform und als Tinktur, die beide wirksam sind, doch um die Bioverfügbarkeit zu erhöhen, sollten Sie es mit ein wenig vollfetter Milch oder einer pflanzlichen Milchalternative zu sich nehmen. Zu Shatavari in Kapselform oder als Tinktur könnten Sie auch etwas essen, dass viele hochwertige Öle enthält, zum Beispiel Avocado. Meine empfohlene Dosierung ist ein halber Teelöffel Tinktur oder bis zu 50 ml eines Dekokts (Abkochung) täglich.

WICHTIG

Bei der richtigen Person zum richtigen Zeitpunkt angewendet, ist Shatavari ein ausgezeichnetes Kraut, um den Hormonhaushalt ins Gleichgewicht zu bringen. Jüngeren Frauen mit einem ausgeglichenen Hormonhaushalt empfehle ich es jedoch nicht. Vor einigen Jahren experimentierten eine ebenfalls phytotherapeutisch tätige Kollegin und ich in meiner Londoner Apotheke damit, denn es gehörte nicht zu den Kräutern, die an der Universität ausführlich besprochen worden waren. Innerhalb weniger Wochen stellten wir beide fest, das die Brust geschwollen und empfindlich war – das Kraut wirkte zu einem Zeitpunkt verweiblichend, als das noch gar nicht nötig war. Nun, da ich eine „Frau im gewissen Alter" bin, kommt Shatavari bei mir zu seinem Recht.

WISSENSWERT

In der indischen Ayurveda-Medizin glaubt man, dass Shatavari erdet sowie die Spiritualität und das Mitgefühl fördert. Obwohl es hauptsächlich als Frauenpflanze gilt, wird es in Indien auch zur Unterstützung der Fruchtbarkeit und Libido des Mannes eingesetzt.

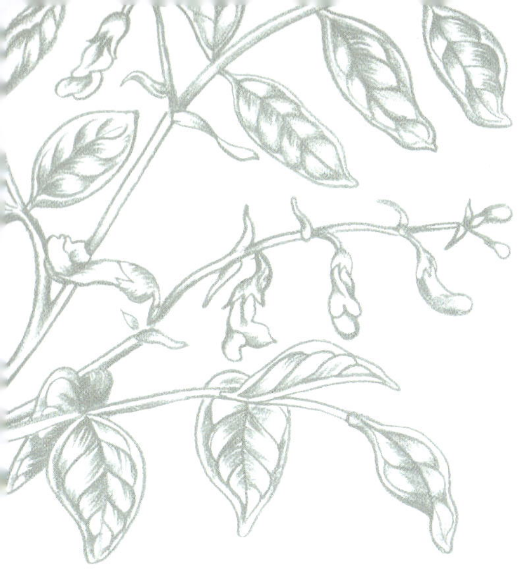

Astragalus

***Astragalus membranaceus*, Tragant**

Sie können sich Astragalus als „Immun-Adaptogen“ vorstellen, denn für die Stärkung und Unterstützung des Immunsystems ist es am besten bekannt.

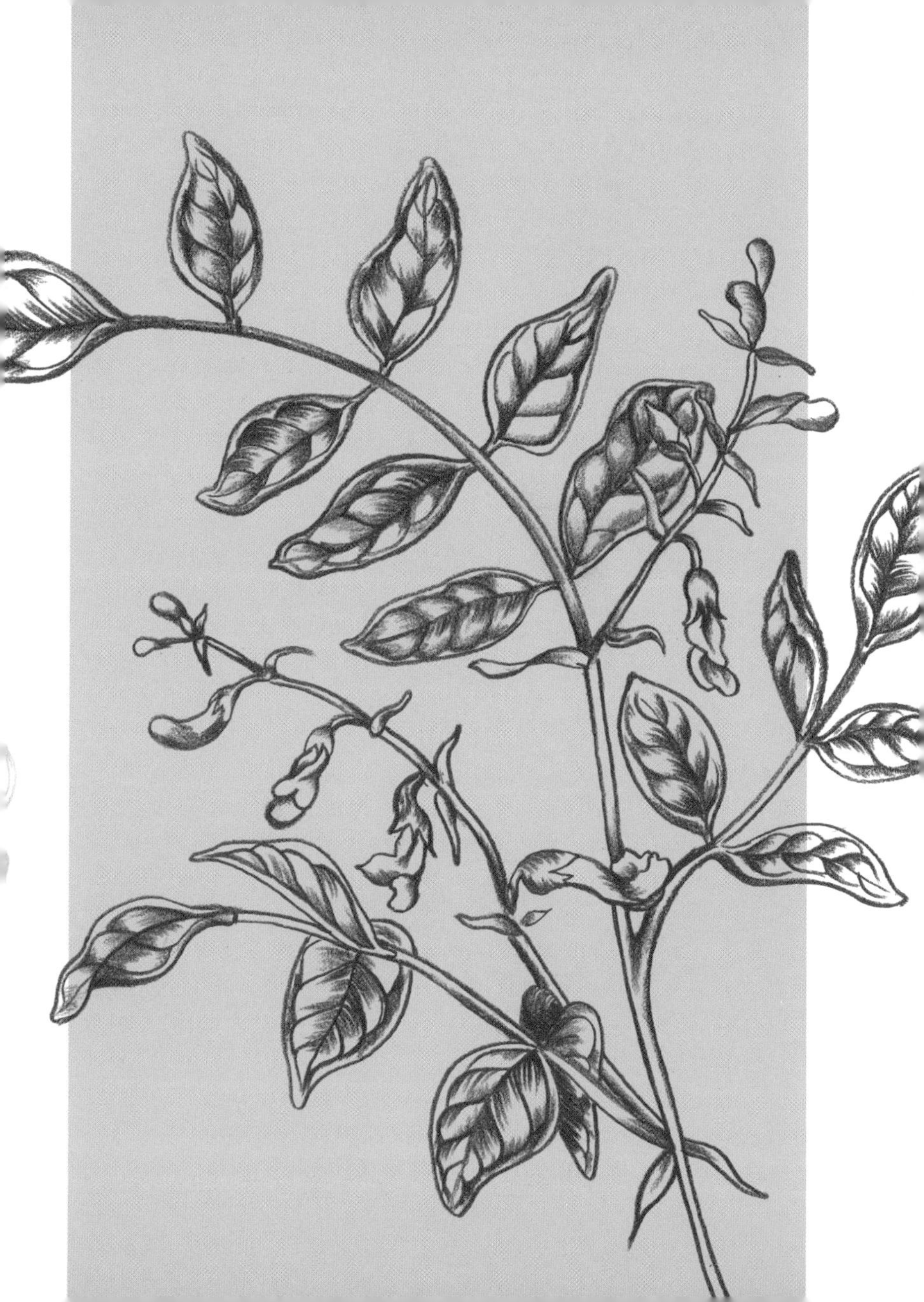

ASTRAGALUS

***Astragalus membranaceus*, Tragant**

Astragalus wird als Schutz für die Nieren betrachtet und ist ein mildes Diuretikum, er erhöht also die Urinausscheidung. Da er viele Flavonoide enthält – die sekundären Pflanzenstoffe zum Schutz des Herzens und der Blutgefäße –, unterstützt er auch die Gesundheit des Herzens und der Herzkranzgefäße. Ungeachtet seiner leicht wärmenden und feuchtigkeitsspendenden Eigenschaften gilt Astragalus in der chinesischen Medizin als hilfreich bei Zuständen, die mit Feuchtigkeit verbunden sind, etwa bei extremem Schwitzen und Nachtschweiß in der Menopause.

FÜR WEN IST ASTRAGALUS GEEIGNET?

Astragalus ist für Sie geeignet, wenn Sie zu wiederholten Infekten neigen, etwa zu Husten, Erkältungen oder Harnwegsinfekten (HWI). Die tägliche Einnahme, insbesondere während des Winters, kann Sie schützen und Ihnen helfen, die ganze Jahreszeit über gesund zu bleiben. Astragalus ist besonders gut geeignet zum Wiederaufbau Ihrer Belastbarkeit und der Abwehrkräfte nach überstandener Krankheit, wenn Sie sich noch benommen oder „schlapp" fühlen. Das Kraut wird klassisch eingesetzt bei Müdigkeit nach Viruserkrankungen – seine antiviralen, entzündungshemmenden und adaptogenen Eigenschaften unterstützen gemeinsam Ihre Genesung.

EINNAHME UND DOSIERUNG

Astragalus wirkt gut als Einzelpräparat oder wird oft mit dem Reishi-Pilz (s. Seiten 68–71) kombiniert, um das Immunsystem kräftig anzukurbeln. Klassischerweise gibt es das getrocknete Kraut in langen, flachen Stücken, die fast wie kleine Holzscheiben aussehen, von denen man ein Dekokt herstellt, die man also lange in Wasser auskochen muss, um die Wirksubstanzen zu extrahieren. Man bekommt Astragalus auch in getrockneter Form, als geschnittene Wurzel oder als Pulver, das man leichter zu anderen Nahrungsmitteln hinzugeben kann. Als Tinktur und Kapseln ist es ebenfalls erhältlich. Ich verwende das Pulver oft in meiner immunsteigernden *Astragalus-Reishi-Hühnerbrühe* (s. S. 133), wenn ich eine nahrhafte Suppe für das Immunsystem koche. Sie können Astragalus in einer täglichen Dosierung von 1 Teelöffel Tinktur oder bis zu 100 ml Dekokt einnehmen.

WICHTIG

Traditionelle chinesische Phytotherapeuten sagen, Astragalus sollte nicht eingenommen werden, wenn man einen Infekt oder eine Viruserkrankung hat, weil es „den Infekt oder das Virus einsperren" kann. Ich kenne zwar keine Studien, die das bestätigen würden, doch ich glaube, man sollte das jahrtausendealte alte Wissen über die Anwendung von Kräutern nicht ignorieren, daher halte ich mich an diesen Rat. Wie viele andere westliche Phytotherapeuten verwende ich Kräuter wie Echinacea und Holunder auf dem Höhepunkt des Infekts und spare Astragalus für die Wiederherstellung des Immunsystems auf, wenn er abgeklungen ist.

WISSENSWERT

In China ist Astragalus auch im Einsatz, um die Nebenwirkungen einer Chemotherapie zu reduzieren, und es gibt einige Hinweise, dass es sogar deren Wirksamkeit verbessern kann. (Die Kräutermedizin sollte in der Krebsbehandlung jedoch nur unter Anleitung eines Mediziners angewendet werden.) Astragalus steigert die Abwehrkraft und wirkt entzündungshemmend; dieses wirksame Kraut hat es also ganz sicher verdient, dass man es zum Schutz vor Krankheiten aller Art berücksichtigt.

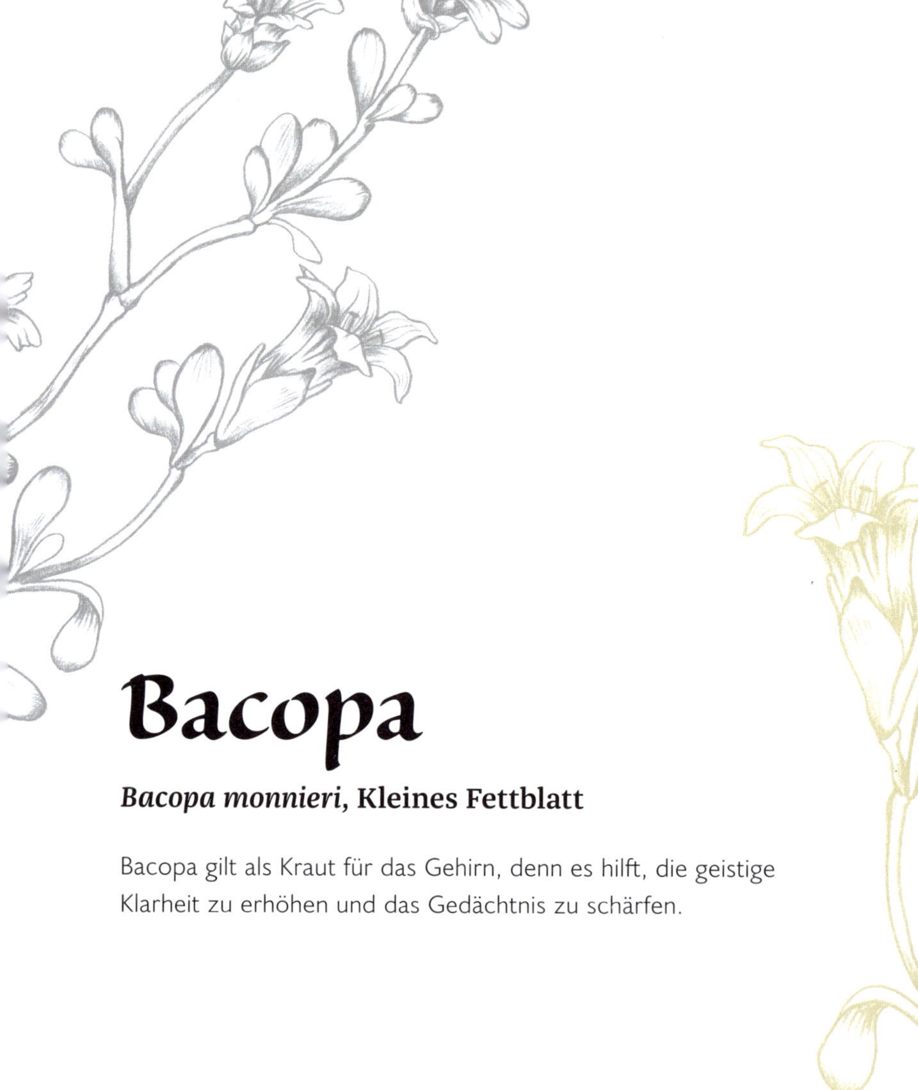

Bacopa

Bacopa monnieri, Kleines Fettblatt

Bacopa gilt als Kraut für das Gehirn, denn es hilft, die geistige Klarheit zu erhöhen und das Gedächtnis zu schärfen.

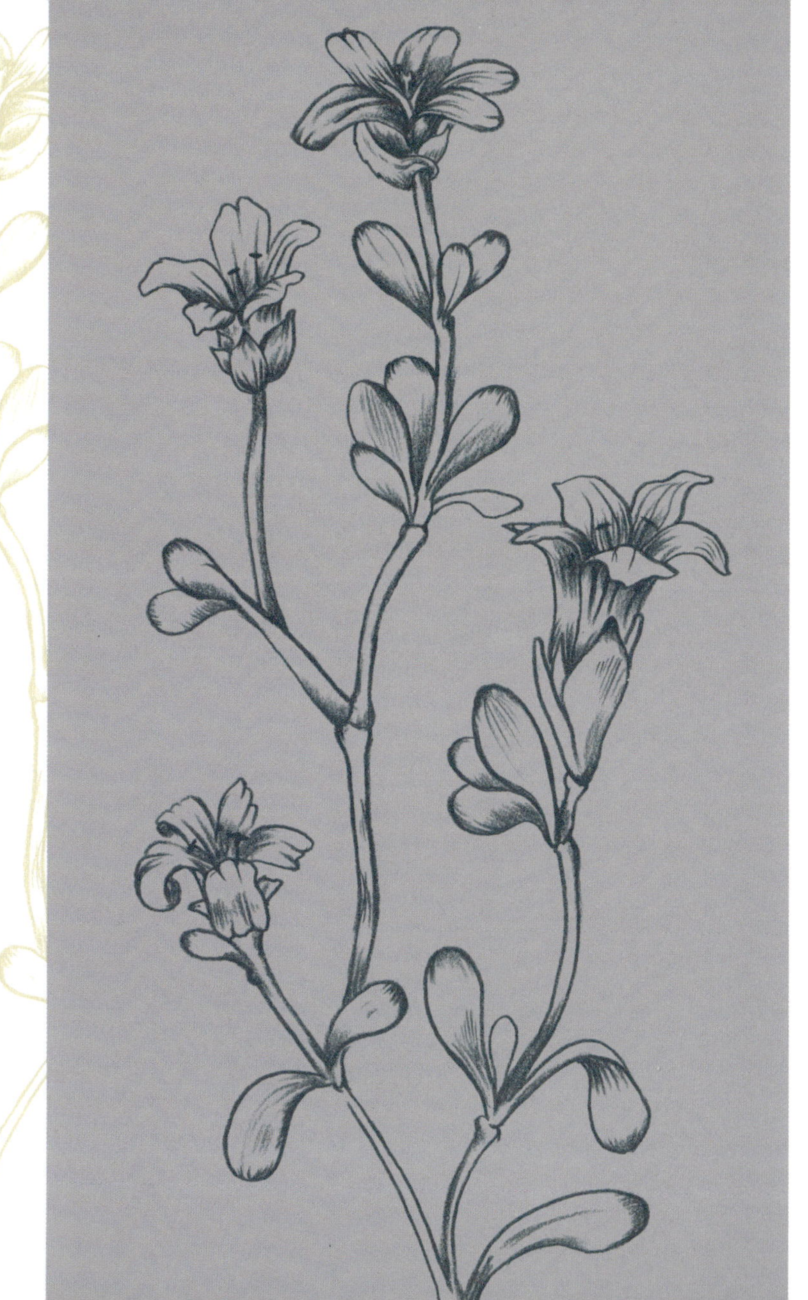

BACOPA

Bacopa monnieri, Kleines Fettblatt

Bacopa wird in Indien oft als Brahmi bezeichnet, doch es ist verwirrend, dass auch Gotu Kola (s. S. 48–51) so genannt wird; die beiden Kräuter sind nicht miteinander verwandt. Sie haben in der ayurvedischen Medizin einen hohen Stellenwert und weisen viele gleiche Eigenschaften auf. Es scheint, als sei der Unterschied hauptsächlich dem Standort geschuldet: Im Norden Indiens ist mit Brahmi Gotu Kola, im Süden dagegen Bacopa gemeint. Übersetzt bedeutet Brahmi „die weibliche Essenz des universellen Bewusstseins", obwohl beide Kräuter sowohl Männern als auch Frauen helfen können. Bacopa gilt als kühlendes, trocknendes Kraut.

FÜR WEN IST BACOPA GEEIGNET?

Stress, Angstzustände und Krankheit können das Gehirn „benebeln", man kann nicht mehr klar denken oder sich auf seine Aufgaben konzentrieren. Rechnen Sie noch den schlechten Schlaf dazu, ein weiteres häufiges Problem in stressigen Zeiten, und Sie landen bei der Müdigkeit, die klares Denken zusätzlich erschwert. Das wiederum erhöht den Stress nur noch mehr, und so bedingt das eine immer wieder das andere, bis Sie das Gefühl haben, verrückt zu werden!
In diesen Fällen ist Bacopa eine großartige Wahl. Die Pflanze dämmt nicht nur Stress- und Angstgefühle ein, sondern gilt auch als hervorragend dazu geeignet, Gedanken klarer zu fassen, die Konzentration zu unterstützen und das Denkvermögen zu erhöhen. Ich finde, dieses Kraut hilft Ihnen auch, sich mit Ihrer Kreativität zu verbinden. Es ist eine gute Wahl, sowohl für geniale, aber überarbeitete Unternehmer, als auch für erschöpfte Studenten in Examenszeiten.

Bacopa kann ganz besonders hilfreich sein, wenn Sie Probleme mit dem Gedächtnis haben, insbesondere in höherem Alter und als Frau in den Wechseljahren; beides kann sich auf das Gedächtnis auswirken. Die Forschung lässt darauf schließen, dass dieses Kraut sogar Menschen mit einer altersbedingten schweren Gedächtnisstörung wie Alzheimer helfen kann.

EINNAHME UND DOSIERUNG

Bacopa schmeckt sehr bitter; wenn Ihnen also bittere Geschmacksrichtungen unangenehm sind, würde ich eine Zubereitung als Tee nicht empfehlen. Ein wenig davon als Pulver im Smoothie geht gut, vor allem, wenn Sie es mit vielen anderen starken Geschmacksstoffen überdecken. Ebenfalls wirksam – und angenehmer für die Geschmacksnerven – ist die Einnahme in Form von Kapseln oder einer Tinktur in einer täglichen Dosierung von ½ bis 1 Teelöffel.

WICHTIG

Da dieses Kraut auf dem Etikett manchmal als „Brahmi" bezeichnet wird, sollten Sie beim Kauf die Inhaltsstoffe (Bacopa oder Gotu Kola) überprüfen, um sicherzugehen, dass Sie auch wirklich die richtige Pflanze haben. Bacopa gibt es manchmal auch in einer Creme oder Salbe zur äußerlichen Anwendung bei schmerzenden Muskeln. Sie können sie auch selbst zubereiten, indem Sie einfach etwas Pulver in eine gebrauchsfertige Handcreme einrühren und zur Massage verwenden.

WISSENSWERT

Bacopa ist eine kleine, niedrig wachsende Pflanze mit winzigen hellgrünen, fleischigen Blättern und weißen sternförmigen Blüten. Immer wenn ich sie ernte, kommen mir die leuchtenden Blüten in einem Meer von Grün wie helle Gedanken und Ideen vor. Es ist nicht schwierig, Bacopa selbst zu ziehen, doch Sie sollten darauf achten, dass es die richtige Art ist: *Bacopa monnieri*. Ihre „Vettern", die in Gartencentern als Beetpflanzen für den Sommer verkauft werden, sehen hübsch aus, aber ihnen fehlen die heilkräftigen Eigenschaften. Man zieht sie am besten in einem Topf, denn da sie sehr klein ist, kann sie in einem Blumenbeet untergehen oder schmutzig werden, wenn der Regen auf die umgebende Erde spritzt. Sie mag einen sonnigen Platz und viel Wasser; meine Pflanze steht in der Nähe des Gartenschlauchs, sodass ich ihr beim Vorbeigehen immer einen Guss verabreichen kann. Sie werden feststellen, dass sie kaskadenförmig über den Topf hinunter wächst, also stutzen Sie sie ein wenig, wenn Sie die Blätter und Blüten für die Zubereitung einer Tinktur ernten. Kalte Winter mag sie nicht, kultivieren Sie sie also entweder als einjährige Pflanze oder lassen Sie die Pflanze im Haus an einem sonnigen Platz ohne direkte Hitzeeinwirkung überwintern.

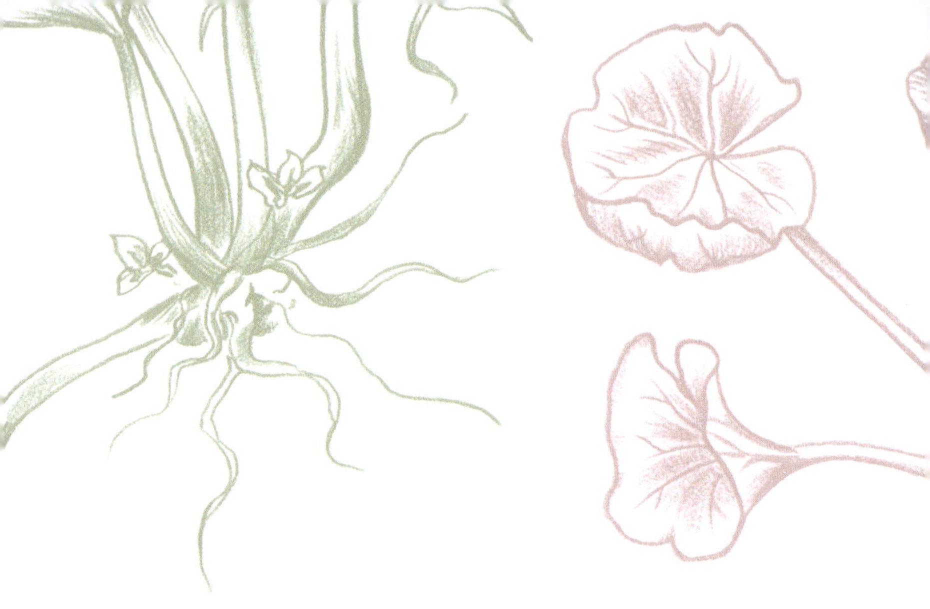

Gotu Kola

Centella asiatica, Indischer Wassernabel

Gotu Kola ist im gesamten Osten beliebt; es wird dort als Arzneimittel und als Nahrungsmittel verwendet.

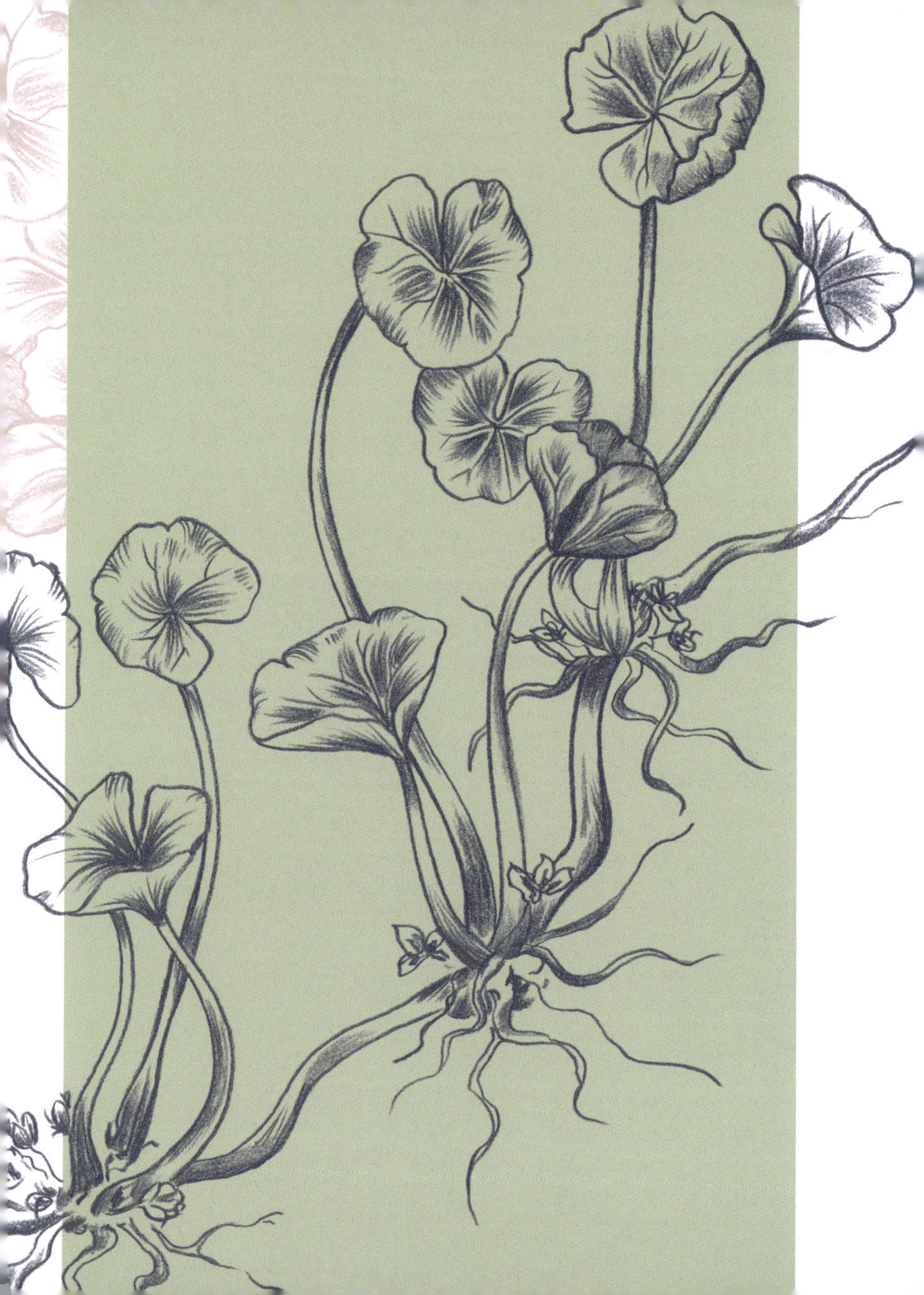

GOTU KOLA

***Centella asiatica*, Indischer Wassernabel**

Energetisch gilt Gotu Kola als überwiegend neutral mit leicht wärmender Wirkung. In Sri Lanka, Thailand und Vietnam wird mit seinen Blättern ein Kräuter-Gesundheitsgetränk zubereitet, das unter dem volkstümlichen Namen der Pflanze – Pfennigkraut – verkauft wird. Wer das Getränk probiert hat, berichtet oft von einem etwas gewöhnungsbedürftigen Geschmack – er wird oft als „schleimig" und „schlammig" beschrieben. Die Pflanze liebt sehr viel Wasser, es ist also möglich, dass der Geschmack davon abhängt, wo sie kultiviert wurde. Daher sollte man Gotu Kola nur bei seriösen Anbietern kaufen.

FÜR WEN IST GOTU KOLA GEEIGNET?

In der traditionellen chinesischen Medizin und in der (indischen) Ayurveda-Medizin ist es ein beliebtes Heilkraut. Gotu Kola hat einen besonderen Bezug zum Gedächtnis und hilft bei einem, wie westlichen Phytotherapeuten sagen, „benebelten Gehirn" – also Konzentrationsproblemen. Es ist berühmt dafür, dass es Bewusstsein und Klarheit steigert und gleichzeitig einen geistigen Zustand der Ruhe fördert, daher wird die Pflanze oft unterstützend bei der Meditation eingesetzt.

Gotu Kola kann zu einer besseren Durchblutung der Beine beitragen und wurde schon zur Vorbeugung von Krampfadern verwendet. Es kann für ältere Menschen hilfreich sein, die aufgrund einer schlechten venösen Durchblutung zu Beingeschwüren neigen (sogenanntes „offenes Bein"; Anm. d. Übers.). Die Forschung lässt darauf schließen, dass es das Thromboserisiko verringern kann, wenn es vor Langstreckenflügen eingenommen wird.

Es ist ein Heilkraut im eigentlichen Sinn – Gotu Kola fördert die Heilung von Gewebe, insbesondere Weichteilgewebe. Es wird oft Kräutermischungen beigegeben, die zur Genesung nach einer Verletzung, einem (körperlichen)

Trauma oder einer Operation verschrieben werden und ist auch gut nach hartem sportlichen Training.

EINNAHME UND DOSIERUNG

In Asien werden die frischen Blätter und Stängel dieses niedrig wachsenden Heilkrautes als Gemüse gekocht, zu Salaten gegeben und entsaftet. Die Pflanze lässt sich leicht kultivieren, vorausgesetzt, sie bieten ihr einen sonnigen Platz und vergessen nicht, immer gut zu wässern. Die Blätter sind ziemlich klein, daher sind sie schnell verbraucht, wenn Sie nicht mehrere Pflanzen kultivieren. Haben Sie nur wenige Blätter, reichen diese für die Herstellung einer Tinktur aus (s. S. 124). Im Handel gibt es Gotu Kola sowohl als Tinktur als auch getrocknet für Tee, als Pulver sowie als Kapseln.

WICHTIG

Gotu Kola sollte während der Schwangerschaft nicht innerlich angewendet werden und es steht in dem Ruf, möglicherweise empfängnisverhütend zu wirken. Daher sollten Sie am besten darauf verzichten, wenn Sie ein Kind bekommen möchten. Ansonsten gilt es als generell sicheres Heilkraut, das in den Ländern, in denen es wächst, oft täglich gegessen wird. Gotu Kola wird manchmal Brahmi genannt, ein Name, der auch für Bacopa verwendet wird (s. S. 44–47). Überprüfen Sie also bitte das Etikett, damit Sie wissen, welches Heilkraut Sie kaufen.

WISSENSWERTES

Gotu Kola hat ausgezeichnete Heileigenschaften, wenn man es auf der Haut anwendet. In Pulverform kann es in eine Salbe oder eine gebrauchsfertige Creme eingerührt oder einfach pur auf kleine Schnitte und Wunden aufgebracht werden. Es wurde auch schon äußerlich in einer Salbe oder Creme zur Verhinderung der Narbenbildung und insbesondere zur Verringerung der Bildung von Schwangerschaftsstreifen verwendet.

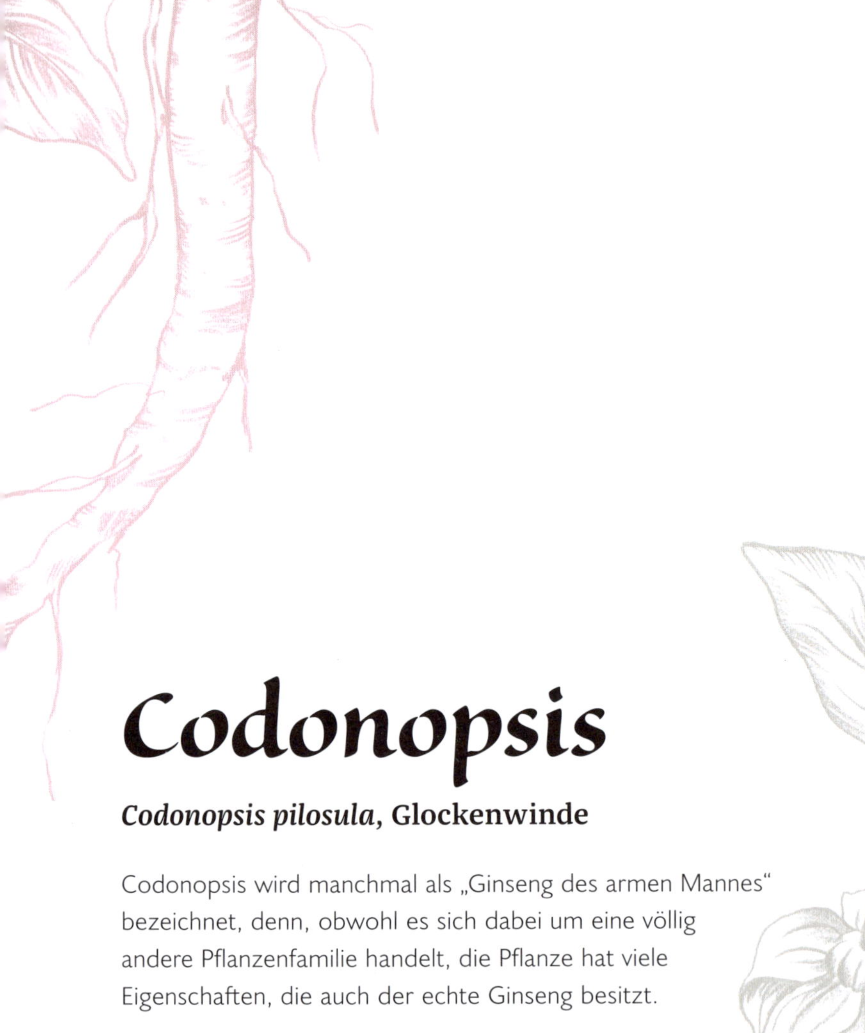

Codonopsis

Codonopsis pilosula, Glockenwinde

Codonopsis wird manchmal als „Ginseng des armen Mannes“ bezeichnet, denn, obwohl es sich dabei um eine völlig andere Pflanzenfamilie handelt, die Pflanze hat viele Eigenschaften, die auch der echte Ginseng besitzt.

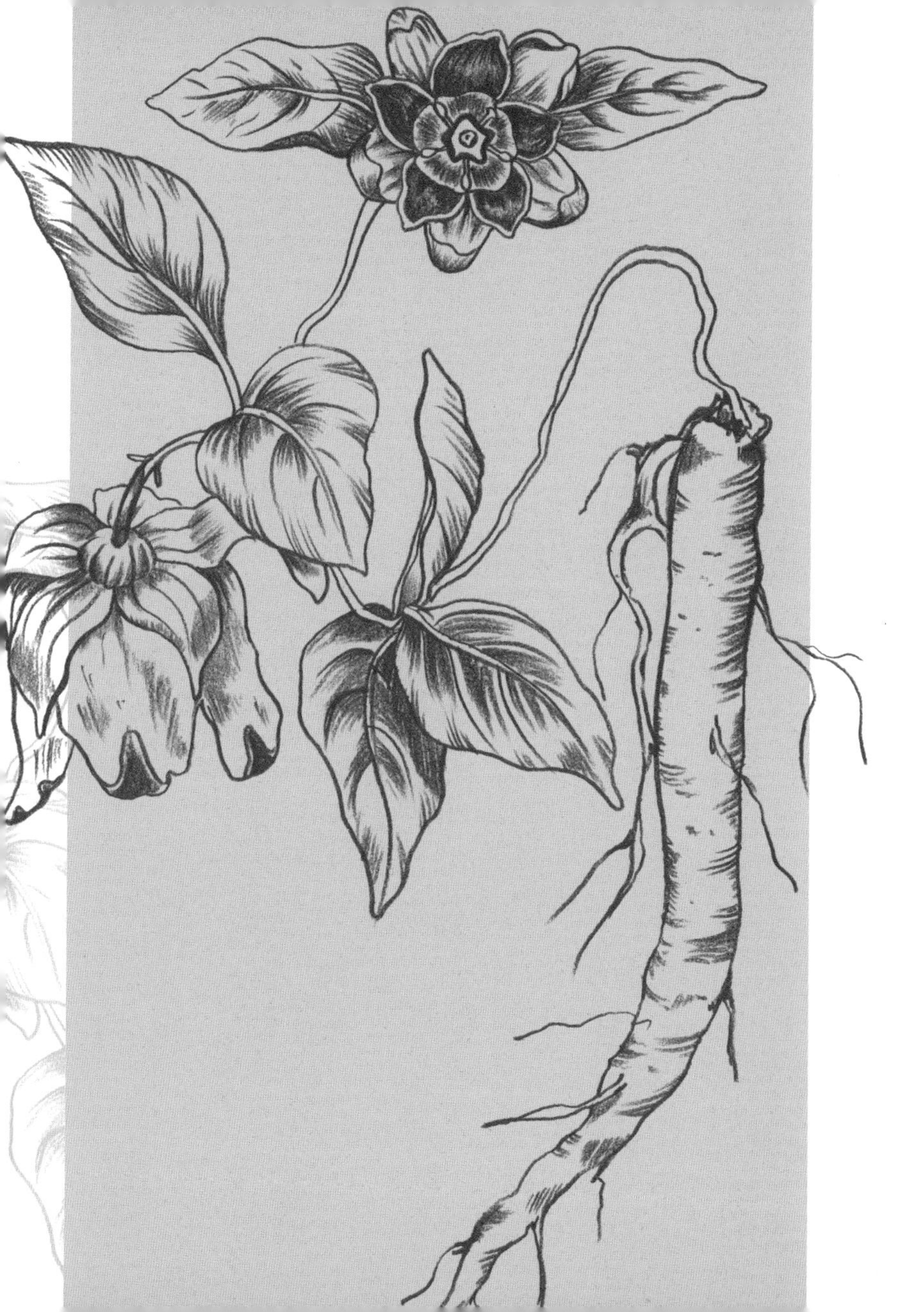

CODONOPSIS

Codonopsis pilosula, Glockenwinde

Wie Ginseng ist Codonopsis wärmend und feuchtigkeitsspendend, doch seine Wirkung ist nicht so stark und weniger anregend. In den Teilen Chinas, in denen es sehr heiße Sommer gibt, ist es üblich, dass Menschen in den wärmeren Monaten Ginseng durch Codonopsis ersetzen. Nach der chinesischen Kulturrevolution war der teure echte Ginseng dem Export vorbehalten; stattdessen wurde Codonopsis verwendet und sogar in Arzneimitteln als Ginseng bezeichnet.

FÜR WEN IST CODONOPSIS GEEIGNET?

Codonopsis schmeckt süß, was meist ein Hinweis auf ein nährendes, stärkendes Heilkraut ist. Es wird zwar schwächer als Ginseng eingestuft, doch das kann für viele Menschen tatsächlich gut sein. Ginseng ist stark, wirkt stimulierend und wurde traditionell zur Behandlung von akuten, schweren Krankheiten verwendet. Die Belastungen des modernen Lebens machen uns anfällig für geringgradigere chronische Erkrankungen, die zwar nicht lebensbedrohlich sein mögen, aber die Lebenskraft des Körpers schwächen und zu Müdigkeit und reduzierten Abwehrkräften führen. In diesen Fällen ist Codonopsis eine gute Wahl. Durch die sanfte Wirkung hilft die Pflanze, den Körper zu kräftigen und das körperliche und mentale Gleichgewicht wiederherzustellen. Codonopsis kann auch bei einer schlechten Verdauung und Appetitmangel helfen.

In der chinesischen Medizin gilt Codonopsis als Heilkraut mit einer als „aufsteigend“ beschriebenen Wirkung. Es wird oft Menschen verschrieben, die an Durchfall oder schweren Menstruationsblutungen leiden, was als „absteigende“ Zustände bezeichnet wird.

ANWENDUNG UND DOSIERUNG

Codonopsis gibt es als Tinktur, getrocknet oder in Pulverform sowie als Kapseln. Durch seinen süßen Geschmack ist es einfach zu nehmen und eine angenehme Zugabe zu Smoothies und Nachspeisen. Die Wurzel ist Teil des Krautes, das zu medizinischen Zwecken verwendet wird. Wie bei anderen Wurzeln sollte man für die Zubereitung von Tee lieber einen Absud machen, sie also auf dem Herd sanft köcheln (s. S. 123) lassen, um möglichst viele der Wirkstoffe zu extrahieren. Manchmal gibt es Zubereitungen, in denen Codonopsis unter seinem chinesischen Namen *Dang shen* enthalten ist. Eine normale tägliche Dosis ist ½ Teelöffel.

WICHTIG

Codonopsis gilt als mild wirksam und wird oft eher als Nahrungsmittel mit Heilwirkung statt als Arzneimittel verwendet. Seine Einnahme wird in allen Lebensstadien als sicher betrachtet. Dennoch, wenn Sie schwanger sind, stillen, ein verschreibungspflichtiges Medikament einnehmen oder an einer schweren Krankheit leiden, sollten Sie Ihren Arzt oder Phytotherapeuten aufsuchen, bevor Sie mit der Anwendung von Codonopsis beginnen.

WISSENSWERTES

Codonopsis wird oft mit anderen Kräutern kombiniert, die ähnliche Eigenschaften haben und sich gegenseitig unterstützen. So entsteht eine Mischung, bei der die Wirkung in der Summe größer ist als die der einzelnen Teile. Es passt gut zu Astragalus, um die Abwehrkräfte zu steigern und um sich nach einer virusbedingten Müdigkeit oder einer Nebennierenerschöpfung zu erholen, sowie zu Rosmarin oder Bacopa zur Förderung der geistigen Klarheit und des Gedächtnisses.

Weißdorn

Crataegus laevigata

Im Frühling ist der Weißdornstrauch, den es auch als kleinen Baum gibt, über und über von einer cremeweißen Blütenpracht bedeckt. Der Zeitpunkt hat der Pflanze in Großbritannien noch einen anderen gebräuchlichen Namen beschert – Maibaum. Blühende Zweige werden traditionell bei Maifeiern mitgeführt.

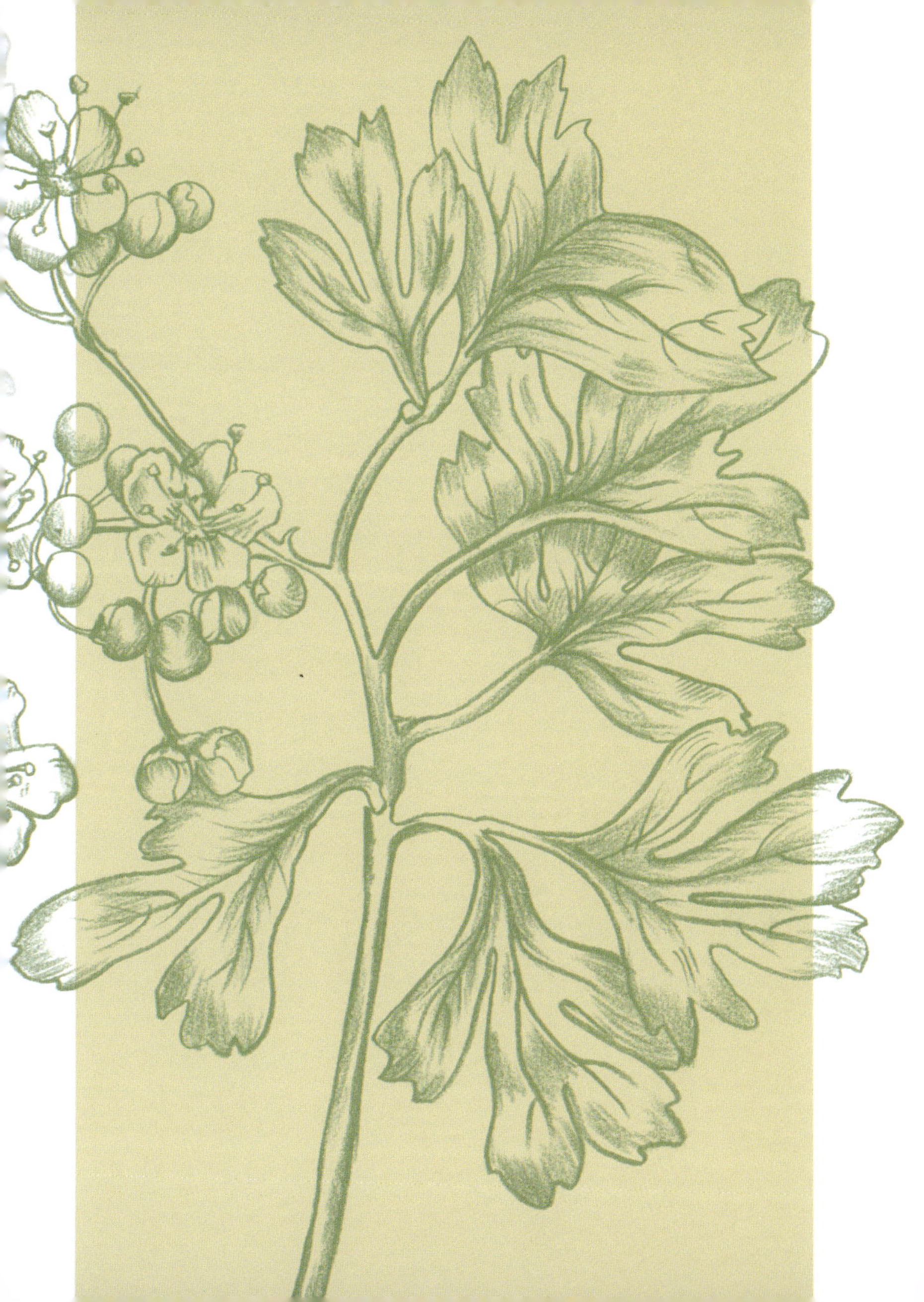

WEISSDORN

Crataegus laevigata

Als ich in Großbritannien lebte, war es unmöglich, in London einen Weißdorn zu übersehen, er gehört oft zu den Hecken, von denen Parks umgrenzt sind, und kleine knorrige Bäume stehen vereinzelt wie Punkte auf Hängen. Weißdorn wirkt ziemlich trocknend und leicht wärmend.

FÜR WEN IST WEISSDORN GEEIGNET?

Weißdorn ist reich an Anthocyanidinen, den dunkelroten bis dunkelblauen Pigmenten, die oft in Nahrungsmitteln vorkommen und als Superfood gelten. Er wirkt nachweislich Blutdruck regulierend, das heißt, senkend bei zu hohem und leicht erhöhend bei sehr niedrigem Blutdruck (das kann hilfreich sein, wenn Sie zu niedrigen Blutdruck haben und zu einer orthostatischen Hypotension neigen, Ihnen also schwindlig wird, wenn Sie aus dem Liegen oder Sitzen zu schnell aufstehen). Die Blutdruck senkende Eigenschaft ist darauf zurückzuführen, dass er die Elastizität der Blutgefäße stärkt und wiederherstellt, denn sie können sich mit zunehmendem Alter und bei schlechter Ernährung verhärten. Stress erhöht den Blutdruck und kann ein maßgeblicher Faktor bei Herzkrankheiten sein, doch dieses Heilkraut kann Ihr Herz vor den Langzeitfolgen von Stress schützen. Studien weisen darauf hin, dass Weißdorn eventuell noch andere schützende Vorteile für das Herz hat. Er kann zum Beispiel zu einer effektiveren Pumpleistung des Herzens beitragen und dadurch eine hohe Herzfrequenz senken.

ANWENDUNG UND DOSIERUNG

Weißdorn wird zweimal im Jahr geerntet – die Blüten und die kleinen ersten Blätter im Frühjahr, die reifen mattroten Beeren im Spätsommer. Beide sind als Tinktur oder getrocknet für einen schmackhaften Tee erhältlich. Es gibt ihn auch als Kapseln oder in Pulverform. Ich nehme Weißdorn am liebsten als köstlichen *Weißdornbeerenschnaps* (das Rezept finden Sie auf S. 151) zu mir. Täglich 2 Teelöffel Tinktur oder 2 bis 3 Tassen Tee sind eine normale Dosis.

WICHTIG

Phytotherapeuten betrachten Weißdorn im Allgemeinen als sicheres Heilkraut mit wenigen Wechselwirkungen, daher gibt es kaum Gegenanzeigen. Sind Sie jedoch herzkrank und/oder hat man Ihnen Herz- oder Blutdruckmittel verschrieben, sollten Sie Ihren Arzt aufsuchen, bevor Sie Weißdorn nehmen.

WISSENSWERT

Ich sage oft, dass Weißdorn bei gebrochenem Herzen hilft, sowohl auf körperlicher als auch auf seelischer Ebene. Im energetischen System der Kräutermedizin steht Weißdorn bei den Folgen von Kummer an erster Stelle. Die Vorstellung, dass Menschen Gefühle mit dem Herzen wahrnehmen und sogar an gebrochenem Herzen sterben können, geht auf die alten Griechen zurück – und ist eventuell sogar noch älter. Die unterstützende Heilkraft für das Herz hilft den Schmerz eines „gebrochenen" Herzens zu lindern. Ich habe Weißdorn schon oft erfolgreich bei Menschen eingesetzt, die Schmerz erleben, nicht nur durch einen Todesfall im Umfeld, sondern auch, wenn eine Beziehung oder eine berufliche Laufbahn endet, und viele Klienten fanden ihn hilfreich – er tröstet das Herz.

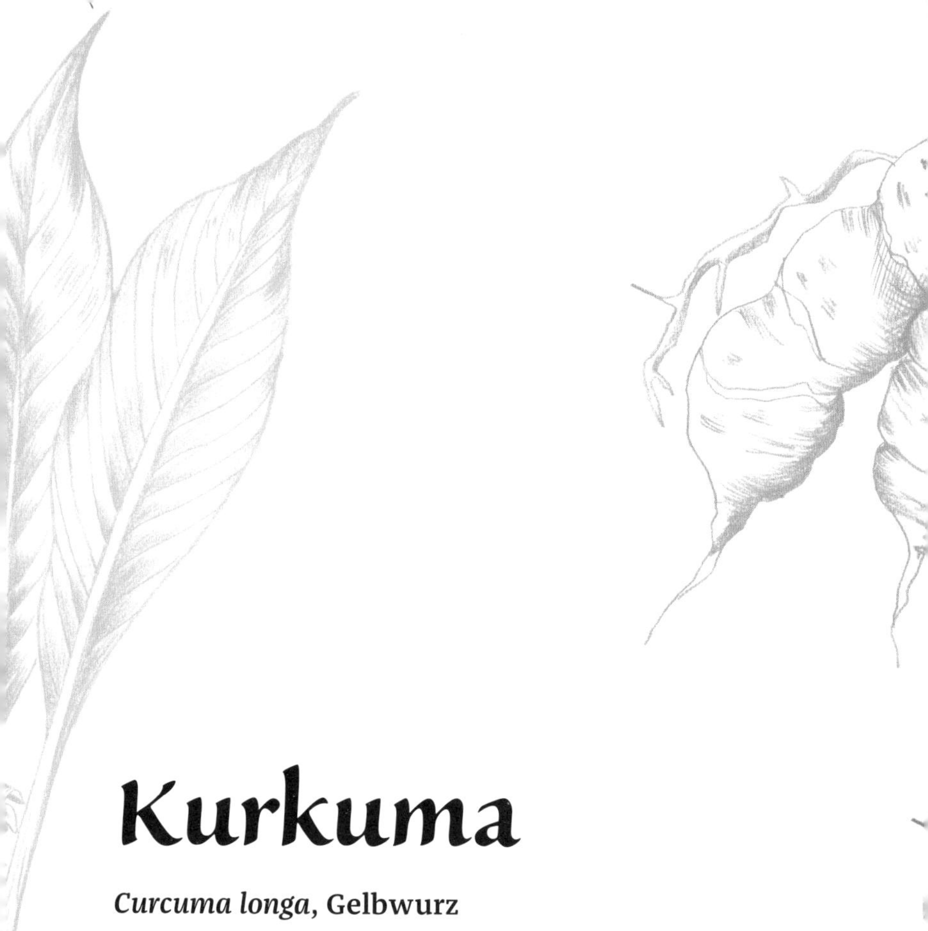

Kurkuma

Curcuma longa, Gelbwurz

Dieses Gewürz, das ein wenig aussieht wie Ingwer, wird seit mindestens 4000 Jahren zu medizinischen und zeremoniellen Zwecken eingesetzt.

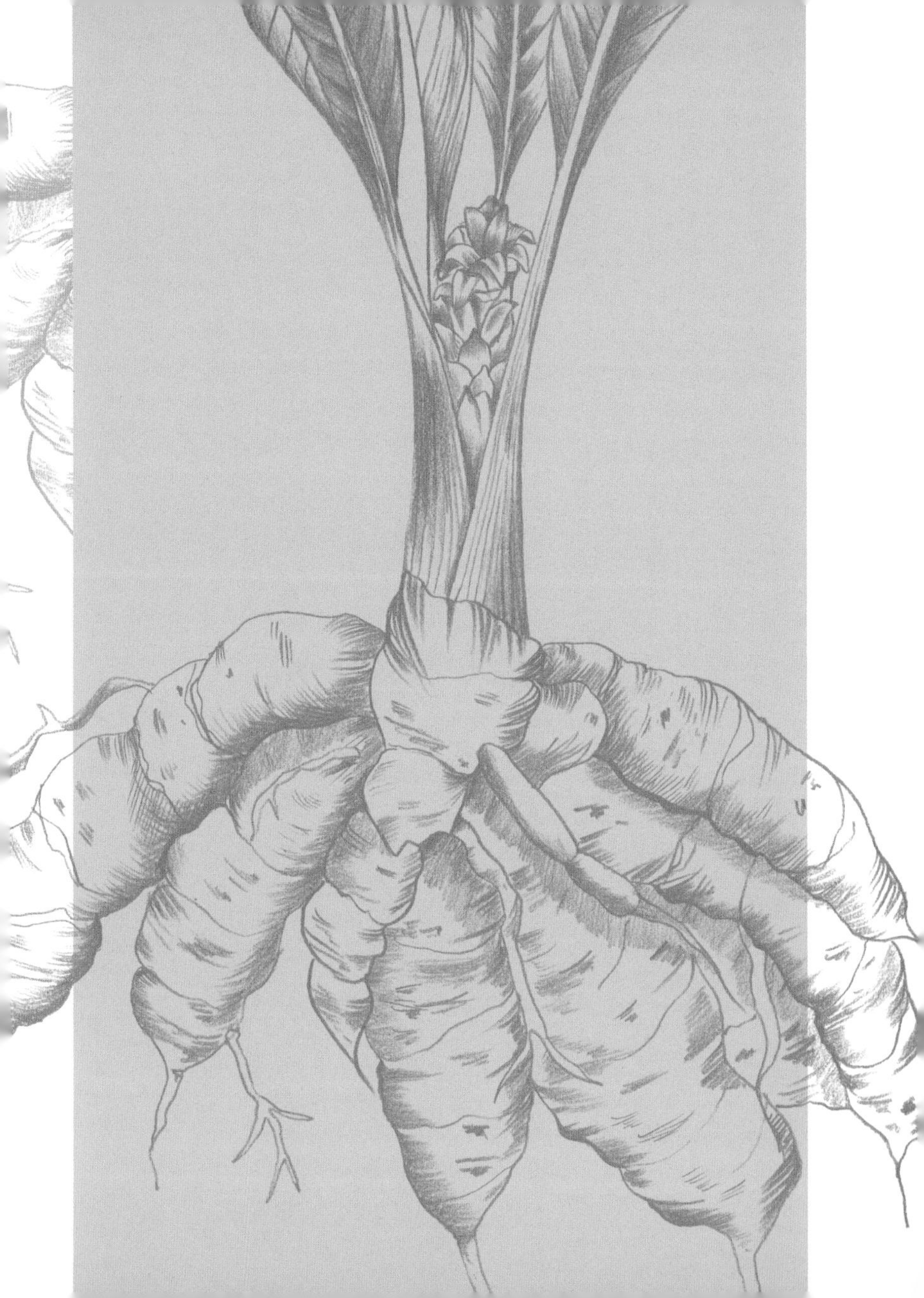

KURKUMA

Curcuma longa, Gelbwurz

Kurkuma wird wegen der intensiven gelben Färbung manchmal auch „indischer Safran" genannt. Trotz ihrer entzündungshemmenden Wirkung ist sie wärmend und leicht trocknend.

FÜR WEN IST KURKUMA GEEIGNET?

Kurkuma enthält sekundäre Pflanzenstoffe, die Curcuminoide, unter denen das Curcumin die am besten untersuchte Substanz ist und auf molekularer Ebene nachweislich entzündungshemmend wirkt. Kurkuma ist eine besonders gute Wahl, wenn Sie an Arthritis oder anderen Entzündungskrankheiten leiden.

Kurkuma hat sich in vielen Studien als unterstützend für eine gute Leberfunktion erwiesen. Die Leber spielt eine wichtige Rolle bei der Hormonregulierung, da sie überschüssige Hormone ausscheidet; eine verbesserte Leberfunktion kann also zur natürlichen Senkung eines zu hohen Cholesterinspiegels im Blut beitragen. Studien weisen auch darauf hin, dass Kurkuma wegen ihrer antioxidativen Eigenschaften eventuell eine wichtige Rolle beim Schutz vor Krebs spielt.

ANWENDUNG UND DOSIERUNG

In der indischen Küche ist Kurkuma weitverbreitet und färbt Reis und andere Gerichte intensiv safrangelb. Sie wird vom Körper besonders wirksam resorbiert, wenn man sie mit schwarzem Pfeffer und/oder Fetten kombiniert, daher wird sie oft zusammen mit anderen kräftigen Gewürzen als schmackhafte Grundlage für Currygerichte oder Suppen in Öl gebraten, wie für die proteinreiche *Rote-Linsen-Suppe* auf Seite 135. Das ist eine ausgezeichnete Art, Kurkuma zu sich zu nehmen, doch da Sie vielleicht nicht jeden Tag damit kochen wollen, können Sie ½ Teelöffel Kurkumapulver mit Kokosöl und ein wenig frisch gemahlenem schwarzen Pfeffer mischen und zu Smoothies oder Suppen geben oder die Gewürze mit Olivenöl anstatt Kokosöl für eine Salatsoße verwenden.

Viele Menschen entscheiden sich für die tägliche Einnahme in Kapselform, um sicherzugehen, dass sie die volle therapeutische Dosis nehmen. Achten Sie beim Kauf von Kurkuma in Kapseln bitte darauf, dass sie für die größtmögliche Wirksamkeit auch schwarzen Pfeffer enthalten. Manchmal ist auch Weihrauch für eine zusätzliche entzündungshemmende Wirkung enthalten.

WICHTIG

Kurkuma wirkt blutverdünnend, daher sollten Sie vor der Einnahme Ihren Arzt oder Phytotherapeuten aufsuchen, wenn Sie Blutverdünner einnehmen (z. B. Warfarin, Coumadin, Marcumar) oder täglich ASS. Aufgrund der blutverdünnenden Wirkung sollten Sie Kurkuma drei Tage vor einer Operation absetzen, um das Risiko übermäßiger Blutungen zu senken.

WISSENSWERT

Kräuter, die die Leberfunktion unterstützen, sind hilfreich bei der Besserung von Hautkrankheiten; ziehen Sie also Kurkuma in Betracht, wenn Sie zu Akne und Hautausschlägen oder nässenden Ekzemen neigen. Seien Sie vorsichtig im Umgang damit – das hellgelbe Pigment färbt sehr gut; es wird oft zum Färben von Stoffen verwendet, auch für die safrangelbe Kleidung von buddhistischen Mönchen.

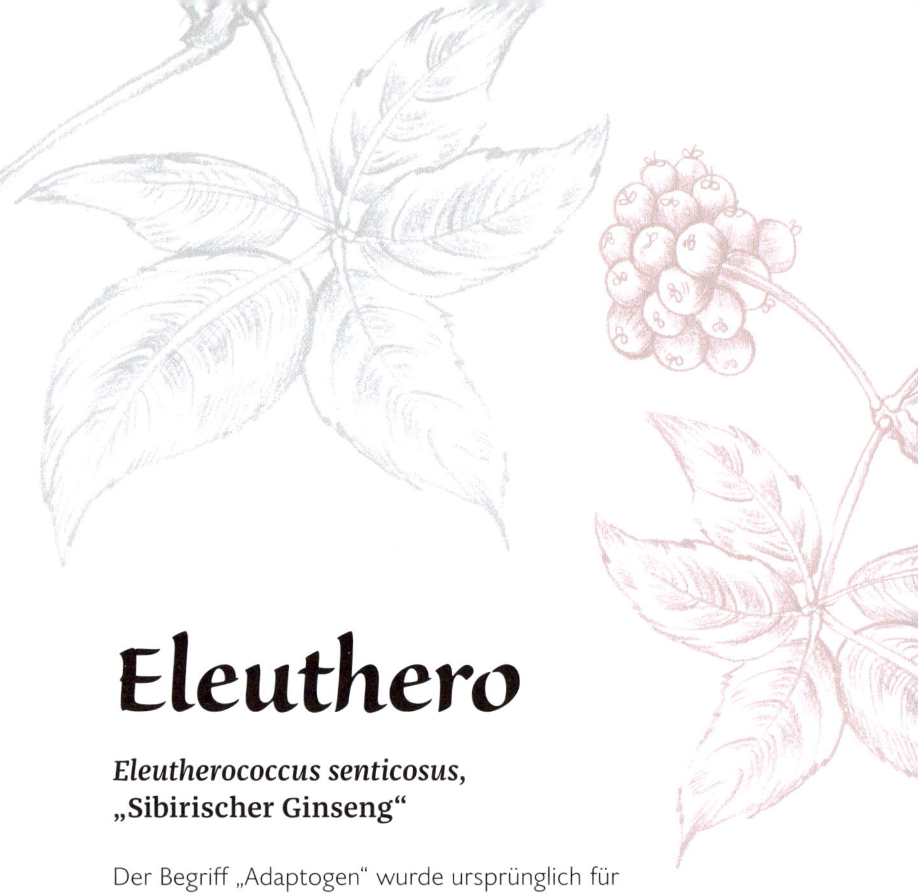

Eleuthero

Eleutherococcus senticosus, „Sibirischer Ginseng"

Der Begriff „Adaptogen" wurde ursprünglich für dieses Heilkraut geprägt, das in den russischen Steppen und überall in Asien, insbesondere in China, wächst. Es ist zwar in der russischen Volksmedizin nicht dokumentiert, doch nachdem man die Wirkung auf Olympiasportler untersucht hatte, erlangte es im 20. Jahrhundert in der ehemaligen Sowjetunion eine ungeheure Popularität. Sogar Kosmonauten des Sojus-Raumfahrprogramms nahmen es zur Verbesserung der Ausdauer und zum Schutz vor den Auswirkungen der Schwerelosigkeit.

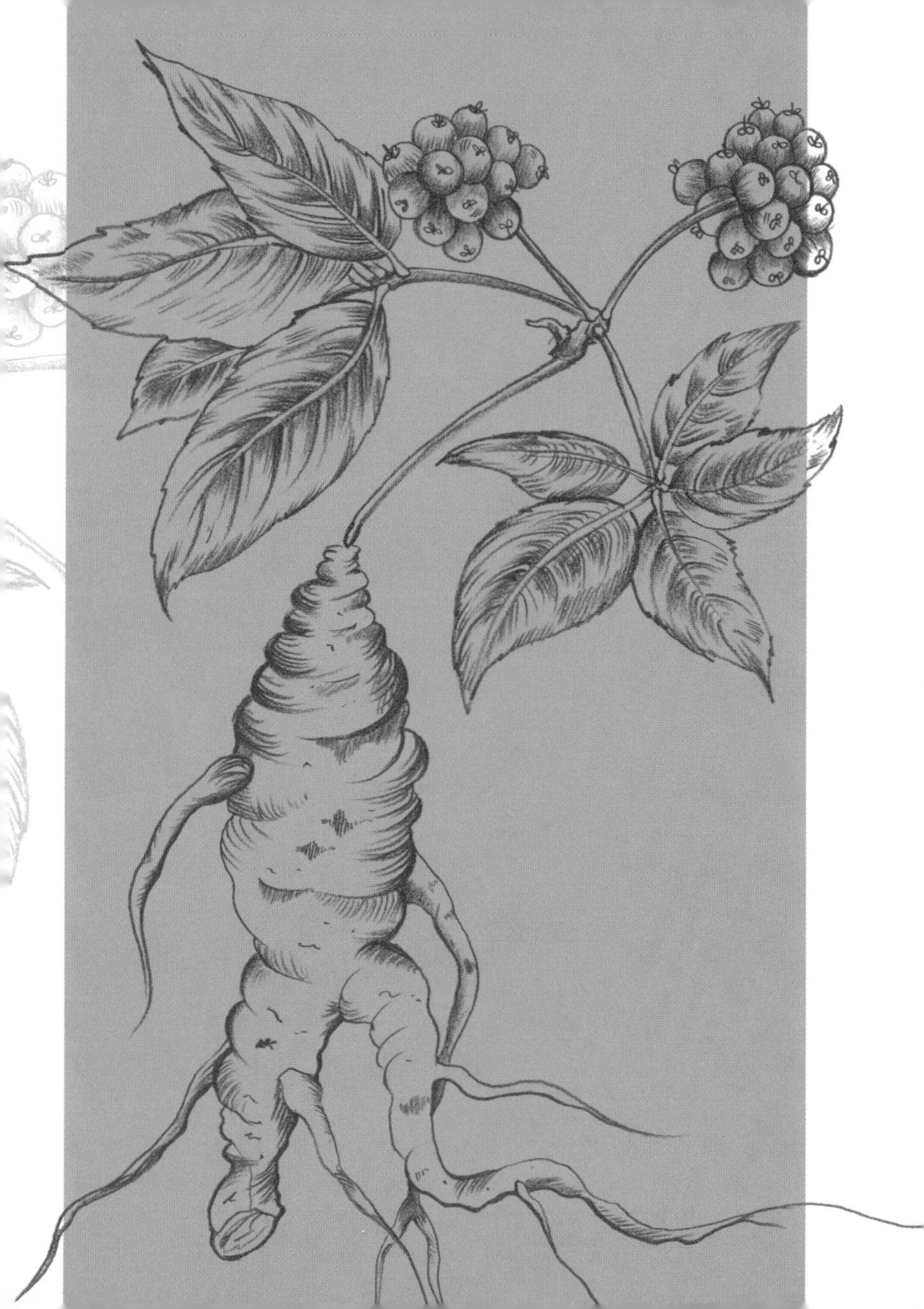

ELEUTHERO

Eleutherococcus senticosus, „Sibirischer Ginseng“

Bis vor Kurzem war Eleuthero als „Sibirischer Ginseng“ bekannt, da er als Ersatz für den besser bekannten Koreanischen Ginseng breite Anwendung fand. Da er jedoch zu einer völlig anderen Pflanzenfamilie gehört, ist das Wort „Ginseng“ inzwischen in vielen Ländern geschützt, und dieses Heilkraut wird hauptsächlich als Eleuthero vermarktet, was eine verständliche Abkürzung des lateinischen Namens Eleutherococcus *ist.*
Eleuthero ist ein „echtes“ Adaptogen, es schützt vor den Auswirkungen von zu viel Kortisol, unterstützt das hormonelle Gleichgewicht im endokrinen System und den Aufbau der Abwehrkraft, die Maximierung der Ausdauer und die Erhöhung des Energiepegels.

FÜR WEN IST ELEUTHERO GEEIGNET?

Eleuthero ist ein großartiges Heilkraut für Reisende. Am Tag eingenommen, kann es die Auswirkungen eines Jetlags verringern und für einen Energieschub sorgen. Bei einer Bergtour sollte in Ihrem Rucksack ein Platz dafür frei sein, denn es wirkt nachweislich den Folgen der Höhenkrankheit entgegen.

Studien haben ergeben, dass Eleuthero-Extrakt die Sauerstoffaufnahme erhöht und die Leistungsfähigkeit verbessert, daher kommt die Einnahme des Heilkrauts Ausdauersportlern und jedem, der sein Fitnessprogramm steigern möchte, zugute. Wenn Sie einen Marathon laufen (oder einfach nur rennen, um den Bus noch zu erwischen), hilft es Ihnen, Ihre Ausdauer zu erhöhen, und es stärkt die Fähigkeit des Körpers im Umgang mit dem Trainingsstress.

Bei Menschen mit Typ-2-Diabetes fügen Phytotherapeuten Eleuthero oft zu Verschreibungen anderer Kräuter hinzu, denn sie haben festgestellt, dass es den Blutzucker reguliert – obwohl Diabetes eine ernste Krankheit ist und eine Einnahme von Kräutern immer unter der Leitung Ihres Phytotherapeuten oder Arztes erfolgen sollte.

ANWENDUNG UND DOSIERUNG

Eleuthero gibt es als Tinktur, als Kapseln und in Pulverform. In den meisten Studien, die über dieses Heilkraut gemacht wurden, hat man eine Tinktur verwendet, und ich tendiere auch zu dieser Darreichungsform. Ein Löffel Pulver kann jedoch ohne Weiteres in einen Smoothie oder in eine Suppe gerührt werden und ist ebenfalls wirksam. Probieren Sie doch auch einmal meinen *Adaptogenen Chai-Honig* auf Seite 148. Eine normale Dosis wäre ½ Teelöffel Tinktur oder 1 Tasse Tee täglich.

WICHTIG

Eleuthero ist ziemlich anregend, man sollte es also nicht zu kurz vor dem Schlafengehen zu sich nehmen, um keine Probleme mit dem Einschlafen zu bekommen. Daher empfehle ich meist eine Einnahme am Morgen oder im Laufe des Vormittags. Für Menschen, die von Haus aus viel Energie haben, mag es ein wenig zu stimulierend und belebend wirken – wenn Sie das bei sich feststellen, beginnen Sie mit einer sehr geringen Dosis und tasten sich an die richtige Menge heran oder Sie wählen ein weniger anregendes Adaptogen.

WISSENSWERT

Eleuthero kurbelt nachweislich das Immunsystem an. In einer häufig zitierten Studie wurde das Heilkraut einer Gruppe russischer Bergleute gegeben; unter ihnen gab es deutlich weniger Grippefälle als bei der Kontrollgruppe. Wenn Sie allgemein bei guter Gesundheit sind, sollten Sie es definitiv in Betracht ziehen, um die im Winter grassierenden Viren abzuwehren.

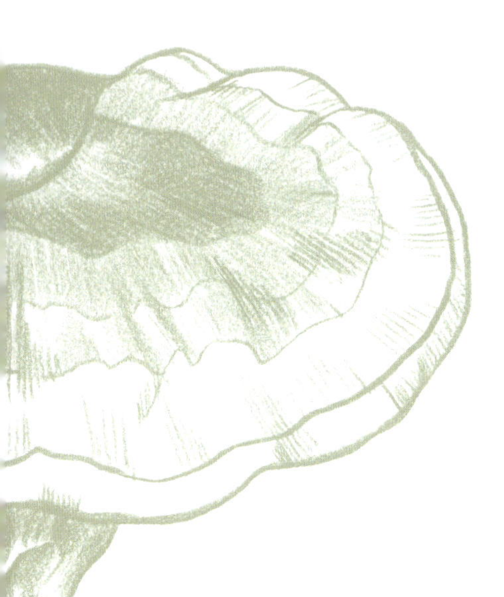

Reishi-Pilz

Ganoderma lucidum, Glänzender Lackporling

Es gibt eine ganze Reihe von Pilzen, die in den letzten Jahren die Aufmerksamkeit von Medizinern auf sich gezogen haben. Unter anderem Cordyceps, der zu den Schlauchpilzen gehört, Shiitake, Chaga (Schiefer Schillerporling) und Austernpilze. Der vielleicht am besten bekannte und untersuchte ist der Reishi-Pilz, der in China schon seit 3000 Jahren verwendet wird.

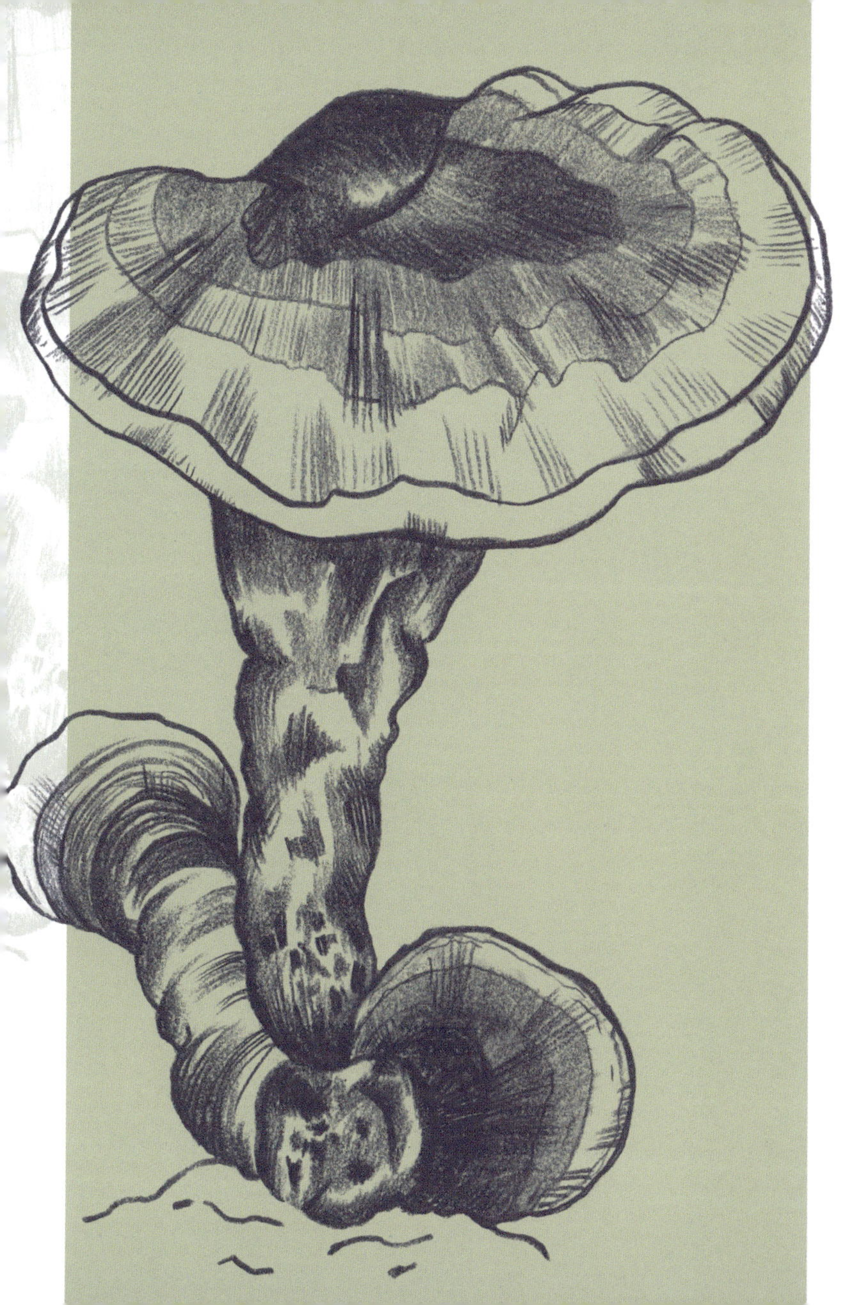

REISHI-PILZ

Ganoderma lucidum, Glänzender Lackporling

Der Reishi-Pilz hat einen hohen Gehalt an Beta-Glucanen, jenen Polysacchariden (Vielfachzucker), die nachweislich eine Immunreaktion aktivieren, und enthält Komponenten, die seine antivirale und adaptogene Wirkung ausmachen. Er ist leicht wärmend und ein wenig trocknend.

FÜR WEN IST DER REISHI-PILZ GEEIGNET?

Der Reishi-Pilz kann bei Erkältungen oder anderen viralen Infekten eingenommen werden, um die Abwehrkräfte anzukurbeln und den Körper zu unterstützen. Er gilt als beruhigend für das Nervensystem, kann bei Schlafstörungen, Nervosität und Angstzuständen hilfreich sein sowie bei Benommenheit und Schwindelgefühl. Die Eigenschaften dieses Pilzes gelten als besonders wohltuend für die Leber, tragen zum Schutz vor Leberkrankheiten bei und unterstützen die Erholung der Leber nach einer Krankheit. Die immunprotektiven Eigenschaften des Reishi-Pilzes werden zum Schutz vor Krebs eingesetzt, und in Japan verschreiben Ärzte ihn parallel zu Behandlungen wie der Chemotherapie. Am Einsatz bei Patienten mit einer HIV-Infektion wird auch gerade geforscht. In China wird er als „Pflanze der Unsterblichkeit" bezeichnet und gilt als wichtiges Mittel im Alter, das vor Krankheit schützt und zur Erhaltung von Energie und Abwehrkräften beiträgt.

ANWENDUNG UND DOSIERUNG

Der Reishi-Pilz (wie andere Heilpilze auch) hat harte, faserige Zellwände, die aufgebrochen werden müssen, um die abwehrsteigernden Beta-Glucane aus dem Inneren der Zelle freizusetzen. Von rohen Pilzen in Pulverform oder in getrockneten Scheiben macht man am besten über einige Stunden einen Absud (Dekokt) in Wasser (s. S. 123). Es gibt Reishi auch als pulverisierten Extrakt zu kaufen, der in Wasser und Alkohol extrahiert und dann getrocknet und zu Pulver verarbeitet wurde. Suchen Sie nach dem Wort „Extrakt" auf der Packung – die Angabe eines Verhältnisses von 1:10 besagt, dass für einen Teil Pilzpulver zehn Teile des Pilzes verarbeitet wurden. Extrakte enthalten sowohl Beta-Glucane als auch die weniger wasserlöslichen Terpenverbindungen, von denen man annimmt, dass sie antitumorale Eigenschaften haben. Pulverisierte Extrakte können für die Zubereitung von Tee

verwendet werden oder man gibt einen Teelöffel davon direkt in den Smoothie oder zu anderen Gerichten.
Reishi hat einen starken, erdigen Geschmack, den manche Menschen als Tee oder bei einem Absud sehr mögen. Da er ziemlich bitter ist, kann man ihn auch gut in Kaffee einrühren. Wenn Sie ihn ungenießbar finden, können Sie den erdigen Umami-Geschmack am besten für die Zubereitung eines Fonds nutzen, der als Grundlage für Suppen, Eintöpfe und andere Gerichte dienen kann.

WICHTIG

Der Reishi-Pilz ist nur einer der Heilpilze, die ein weltweites Interesse auf sich gezogen haben. Im Handel gibt es andere adaptogene, abwehrsteigernde Pilzpulver, u.a. von der Schmetterlingstramete, Cordyceps und den vielleicht geläufigeren Sorten Maitake, Shiitake und Austernpilz. Heilpilze haben viele gemeinsame Eigenschaften, wenngleich Phytotherapeuten sie auf unterschiedliche Weise anwenden. Eine Alternative ist, ein Produkt zu kaufen, das zwei oder mehr Pilzarten enthält. Leben Sie vegetarisch oder vegan, sollten Sie wissen, dass ein Teil des Lebenszyklus von Cordyceps in einer Raupe (ja, das stimmt wirklich) stattfindet; vielleicht möchten Sie diesen speziellen Pilz dann lieber meiden.

WISSENSWERT

Alle essbaren Pilze enthalten bis zu einem gewissen Grad Polysaccharide, die das Immunsystem ankurbeln, daher ist es ratsam, sie in den Speiseplan aufzunehmen. Pilze, die köstlich schmecken und zugleich Heilpilze sind, etwa Austernpilze, Steinpilze und Shiitakepilze, gibt es frisch in Asia-Läden und in Supermärkten. Selbst mit Champignons aus dem Supermarkt unterstützen Sie Ihre Gesundheit auf kostengünstige und einfache Weise.
Suchen Sie nach Bio-Pilzen mit entsprechendem Gütesiegel, denn Pilze werden leicht mit Pestiziden, Schwermetallen usw. belastet. Überprüfen Sie auch, dass Sie den Fruchtkörper des Pilzes kaufen, der traditionell zu heilkundlichen Zwecken verwendet wird, und nicht den unterirdisch wachsenden Teil, das Myzel. Vielleicht können Sie herausfinden, worauf der Pilz gewachsen ist. Reishi wächst natürlicherweise auf Holz, wird aber oft auf Stärken wie Reis gezüchtet. Darüber, ob sich das auf seine Wirkung auswirkt, gehen die Meinungen auseinander. Wann immer es geht, entscheide ich mich für Heilkräuter, die in einer ihrem natürlichen Milieu möglichst ähnlichen Umgebung gezüchtet worden sind.

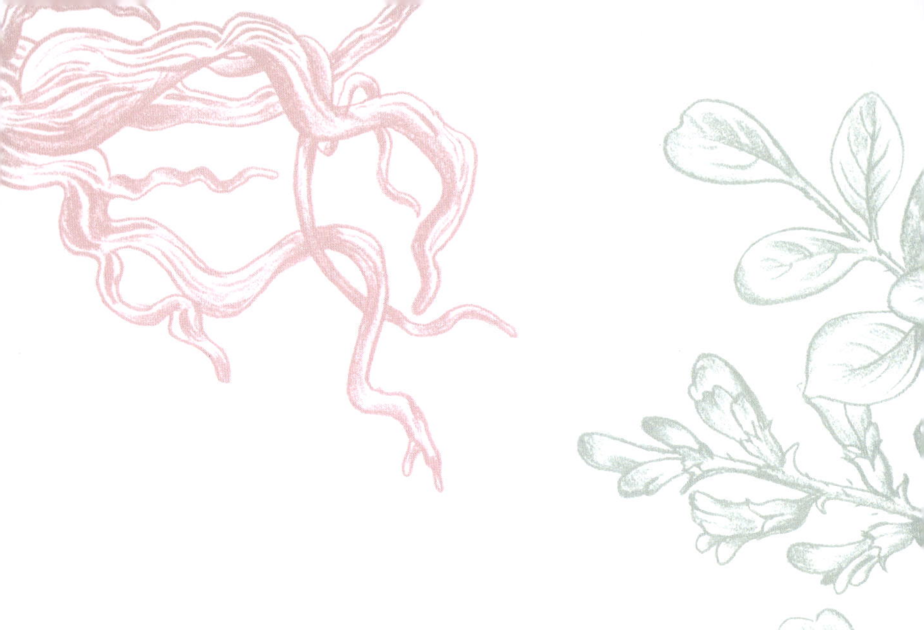

Echtes Süßholz

Glycyrrhiza glabra, Lakritze

Der deutsche Name Lakritze geht wie der Gattungsname auf das lateinische Wort *glycyrrhiza* zurück, das ein Lehnwort aus dem griechischen *glykyrrhíza* von *glykys* „süß“ und *rhiza* „Wurzel“ ist. Und tatsächlich sind die knorrigen gelben Wurzeln (die in Naturkostläden oft als „Stängel“ verkauft werden) zehnmal süßer als Zucker. Man mag den charakteristischen anisartigen Geschmack entweder sehr gerne oder er ist einem absolut zuwider.

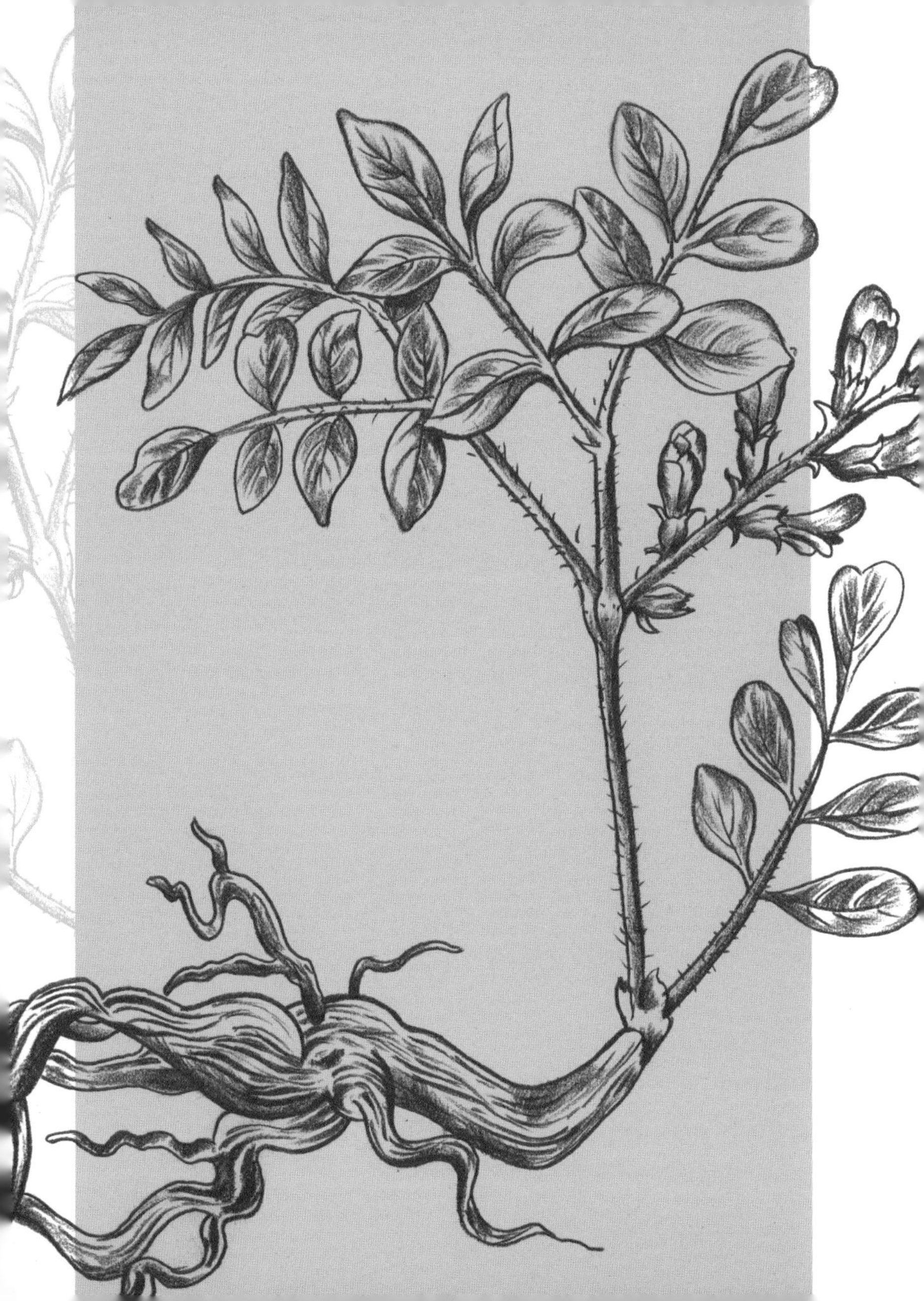

ECHTES SÜSSHOLZ

***Glycyrrhiza glabra*, Lakritze**

Seiner Süße wegen ist es für Kinder sehr gut geeignet, daher geben es viele Phytotherapeuten zu anderen, eher bitteren Kräutermischungen, aber auch wegen seiner wärmenden, feuchtigkeitsspendenden Eigenschaften, die eine Kräuterverschreibung „abrunden" und die Wirkung anderer Kräuter in der Mischung unterstützen.

FÜR WEN IST SÜSSHOLZ GEEIGNET?

Süßholz ist so vielseitig anwendbar, dass kein Phytotherapeut darauf verzichten würde. Als Adaptogen wirkt es auf die Hypothalamus-Hypophysen-Nebennieren-Achse (HPA, von engl. *hypothalamic-pituitary-adrenal axis*) der endokrinen Drüsen zur Normalisierung der Hormonfunktion und zur Unterstützung der Nebennieren. Daher wird es bei einer Nebennierenerschöpfung geschätzt, die das Ergebnis von körperlichem oder psychischem Stress über einen längeren Zeitraum sein kann.

Da Süßholz zur Familie der Leguminosen (Hülsenfrüchtler) gehört, hat es eine östrogenartige Wirkung, die zu einer Verringerung von Wechseljahressymptomen sowie von Hormonschwankungen bei jüngeren Frauen mit polyzystischem Ovarialsyndrom (PCOS) beitragen kann.

Süßholz kann die Wirkung von Kortikosteroiden im Körper nachahmen. Daher wird es von Phytotherapeuten oft eingesetzt, um die negativen Auswirkungen beim Absetzen steroidaler Medikamente (z. B. Kortison; Anm. d. Übers.) zu verringern; dennoch ist hier eine ärztliche Überwachung geboten.

ANWENDUNG UND DOSIERUNG

Der ausgeprägte anisartige Geschmack von Süßholz löst tendenziell starke Reaktionen aus. Mögen Sie ihn, können Sie einen köstlichen Tee daraus zubereiten – ich mag ihn gemischt mit der gleichen Menge Pfefferminze, die

die Verdauung unterstützt; sie kann in stressigen Zeiten schon einmal leiden. Haben Sie Husten oder Lungenprobleme, etwa eine Bronchitis, kann ein *Sirup aus Süßholz-Thymianhonig* lösend wirken und das entzündete Gewebe beruhigen. Mein Rezept finden Sie auf Seite 147.

Sie brauchen nur wenig davon zu nehmen – bei Süßholz kann man leicht zu viel des Guten tun, denn langfristig kann es den Kaliumspiegel senken und dadurch zu einer Muskelschwäche führen. Ich empfehle eine tägliche Dosierung von 1 Tasse Süßholztee aus 1 Teelöffel Süßholzwurzel oder ¼ Teelöffel Tinktur (pur oder gemischt mit weiteren Tinkturen). Es ist ratsam, alle 4 bis 6 Wochen eine Woche Pause zu machen.

WICHTIG

Es ist bekannt, dass hohe Dosen von Süßholz bei manchen Menschen zu einer Blutdrucksteigerung führen. Bei Bluthochdruck sollten Sie es also besser nicht nehmen. Wenn bei Ihnen in der Vergangenheit ein östrogenabhängiger Tumor diagnostiziert wurde, ist Süßholz wegen seiner östrogenartigen Wirkung ebenfalls nicht empfehlenswert.

WISSENSWERT

Süßholz wirkt sich auf vielerlei Weise hilfreich auf den Körper aus. Studien haben antivirale Wirkungen gezeigt, sowohl bei der Vorbeugung als auch der Behandlung von Virusinfektionen. Es ist oft in pflanzlichen Hustenmitteln enthalten; seine beruhigende und feuchtigkeitsspendende Wirkung lindert Husten und Infektionen im Brustraum. Viele Jahre lang wurden Magengeschwüre mit einem Medikament auf Süßholzbasis behandelt, und obwohl man dafür heutzutage üblicherweise Antibiotika einsetzt, ist Süßholz zur Behandlung von Verdauungsbeschwerden außerordentlich wertvoll und könnte eine Rolle bei der Vorbeugung von Magengeschwüren und einer schlechten Verdauung spielen. Es ist außerdem ein sehr mildes und sicheres Laxans (Abführmittel).

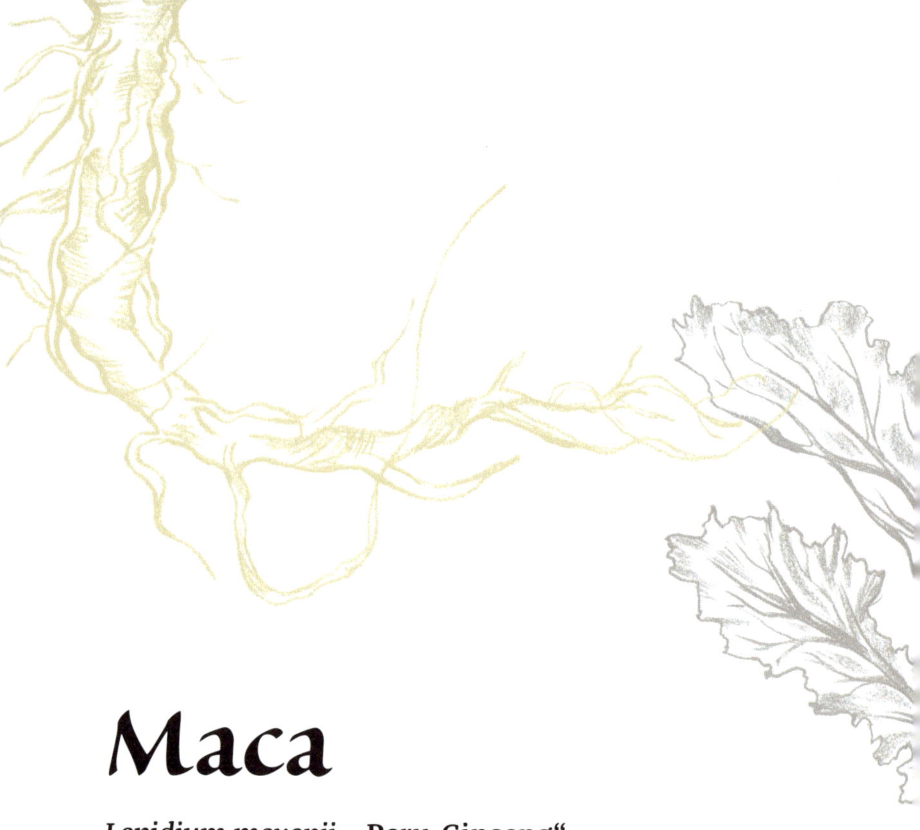

Maca

Lepidium meyenii, „Peru-Ginseng“

Es ist interessant, wie viele adaptogene Kräuter unter schwierigen Bedingungen wachsen und wie die Pflanze „gelernt“ hat, sich anzupassen, um zu überleben. Maca ist ein gutes Beispiel dafür. Es gedeiht auf den Hochplateaus der peruanischen Anden, wird dort seit Jahrtausenden als Gemüse kultiviert und gilt als die weltweit auf der größten Höhe wachsende Nutzpflanze.

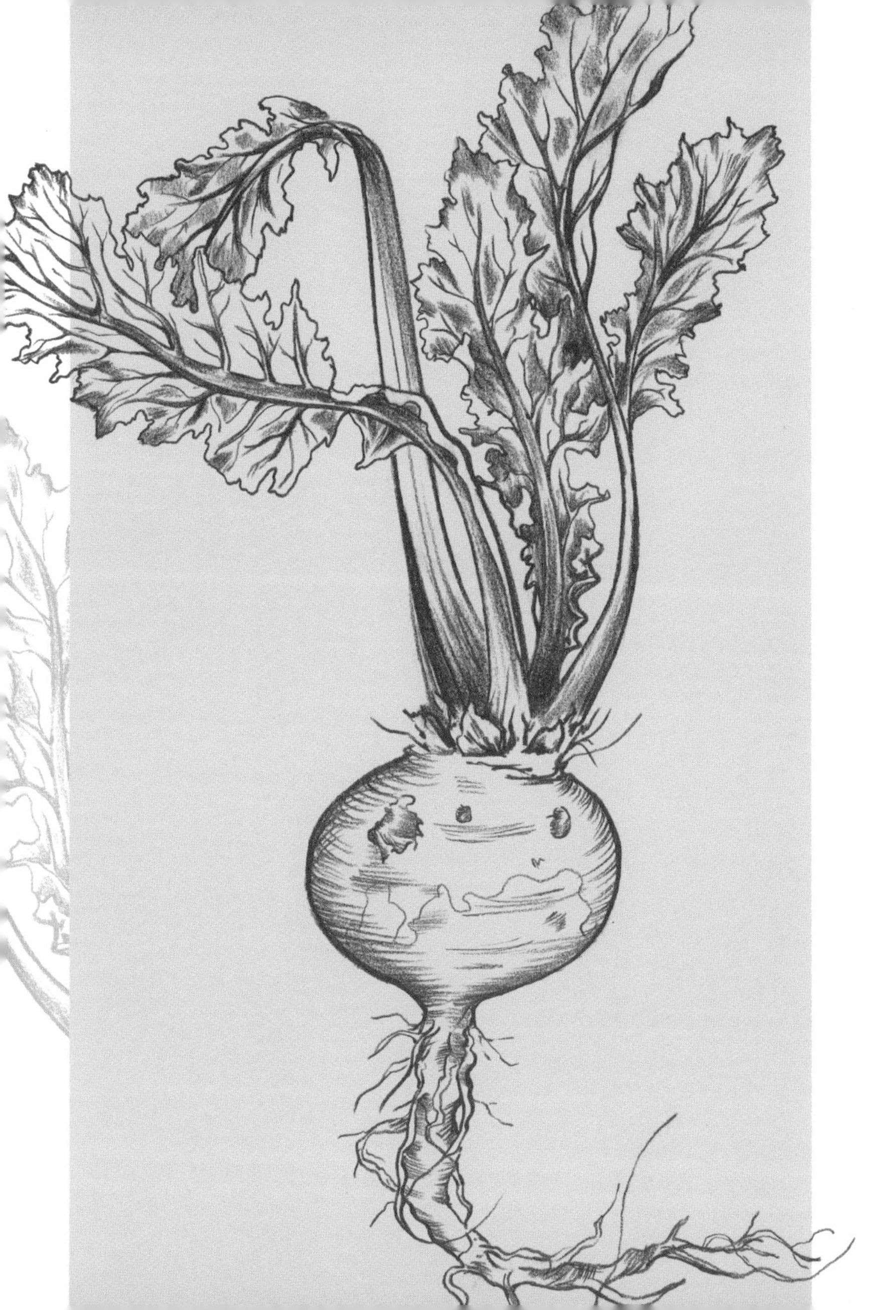

MACA

Lepidium meyenii, „Peru-Ginseng"

Die Wurzel dieses Heilkrautes sieht ein wenig aus wie eine Steckrübe; meist ist Maca getrocknet und zu Pulver gemahlen erhältlich. Seit einigen Jahren erfreut es sich großer Beliebtheit als nährstoffdichtes Superfood, das für einen wirksamen Energieschub sorgt. Es gilt als wärmend und feuchtigkeitsspendend.

FÜR WEN IST MACA GEEIGNET?

Maca enthält viele Nährstoffe für das Hormonsystem und unterstützt den Hormonhaushalt. Seit Jahrtausenden wird es von den Andenbewohnern für seine Fähigkeit gerühmt, die männliche Fruchtbarkeit zu erhöhen, und 2015 wurde durch eine Studie bestätigt, dass es bei regelmäßiger Einnahme die Konzentration und Beweglichkeit der Spermien erhöht. Vielen Berichten zufolge steigert Maca sowohl die männliche als auch die weibliche Libido. Da es Hormone reguliert, ohne selbst ein Hormon zu sein, kann es bei Frauen in der Perimenopause und in der Menopause dazu beitragen, Symptome wie Hitzewallungen und eine verringerte Libido zu regulieren.

Man hat festgestellt, dass Maca den Blutzuckerspiegel unter Kontrolle hält und Bluthochdruck senkt, beides wichtige Faktoren zum Schutz vor Stoffwechselkrankheiten wie Diabetes. Es trägt nachweislich zur Kontrolle der Blutfette und zur Senkung des „schlechten" Cholesterins bei.

ANWENDUNG UND DOSIERUNG

Maca ist fast immer als Pulver oder in Kapselform erhältlich. Man kann einfach 1–2 Teelöffel in ein Heißgetränk oder in einen Smoothie rühren oder es über das Essen streuen. Es wird oft mit einem anderen südamerikanischen Superfood kombiniert, dem Rohkakao aus der Kakaobohne, und einer meiner Lieblingssmoothies für den morgendlichen Energieschub ist ein köstlicher *Schokoladen-*

Kirsch-Smoothie mit Maca (das Rezept finden Sie auf Seite 129). Die normale Dosierung von Maca beträgt 1–2 Teelöffel täglich.

Maca wird in zwei verschiedenen Verarbeitungsformen angeboten, als minimal verarbeitetes Rohpulver oder als gelierte Version, bei der die Stärke durch Kochen entfernt wurde, da sie für Menschen mit empfindlichem Magen schwer verdaulich ist. Im Allgemeinen verwende ich lieber Kräuter so naturbelassen wie möglich, wenn Sie jedoch zu Blähungen und Völlegefühl neigen, ist für Sie die gelierte Form vielleicht besser geeignet.

WICHTIG

Es gibt drei Arten von Maca zu kaufen, die sich durch die Farbe der Wurzel – gelb, rot oder schwarz – unterscheiden. Wie groß die Unterschiede sind, ist noch nicht ganz geklärt, doch es gibt Hinweise, dass sich rotes Maca eventuell speziell auf die Prostata positiv auswirkt.

WISSENSWERT

Die Fitness-Welt hat Maca begeistert angenommen, nicht nur wegen seiner adaptogenen Fähigkeit, die Ausdauer und die Energie zu erhöhen, sondern auch wegen seiner angeblichen muskelaufbauenden Eigenschaften. Tatsächlich wurde in den USA der Begriff „Maca-Po" geprägt und wird bei Frauen angewandt, die ihre Rundungen mithilfe eines gezielten Trainings und Maca optimieren. Erfreulicherweise besitzt es nicht die gefährlichen steroidalen Eigenschaften der verbotenen Anabolika zum Muskelaufbau. Es ist eine gute pflanzliche Proteinquelle und viele Bodybuilder schwören auf seine muskelaufbauenden Eigenschaften, wenn sie es vor dem Training in einer Dosierung von 3–4 Teelöffeln einnehmen. Sie sollten sich aber darüber klar sein, dass die anabole Wirkung zu einer Gewichtszunahme führen kann, wenn Sie viel Maca einnehmen und keinen Sport treiben.

Goji-Beere

Lycium chinense, Chinesischer Bocksdorn

Goji-Beeren werden als neues Superfood angepriesen und sie können diesen Status sicher für sich beanspruchen, denn sie enthalten bis zu 500-mal mehr Vitamin C als Orangen.

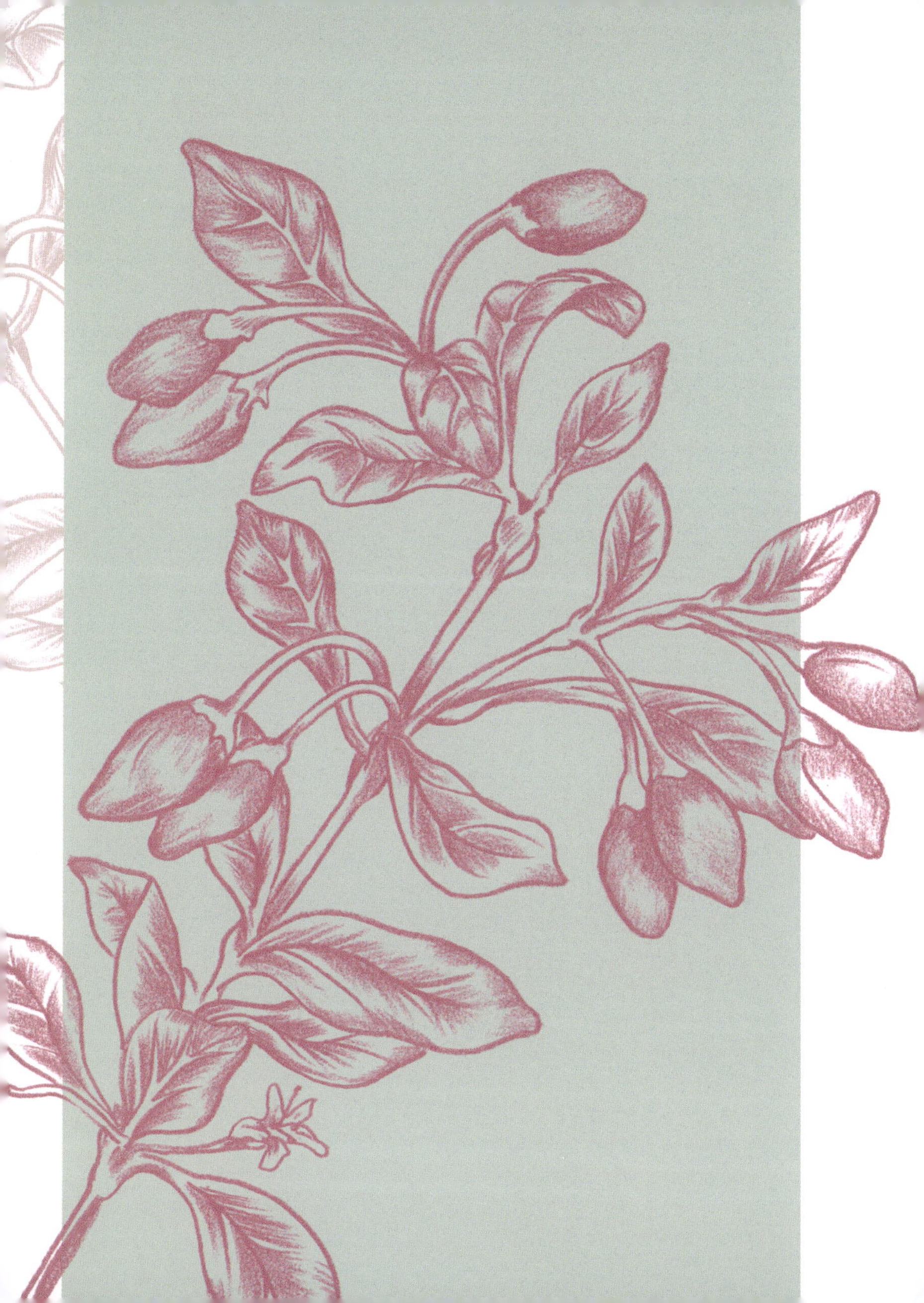

GOJI-BEERE

Lycium chinense, Chinesischer Bocksdorn

Goji-Beeren haben einen hohen Gehalt an Antioxidanzien, vorteilhaften Flavonoiden und immunsteigerndem Vitamin C. Goji-Beeren sind wärmend und feuchtigkeitsspendend.

FÜR WEN SIND GOJI-BEEREN GEEIGNET?

Mit ihrem hohen Gehalt an Flavonoiden, die die Blutgefäße stärken und unterstützen, tragen Goji-Beeren zur Vorbeugung von Krampfadern, Besenreisern und verhärteten Arterien bei, die in höherem Alter auftreten können. Durch ihre Fähigkeit, den Blutzucker- und den Cholesterinspiegel zu regulieren, unterstützen sie auch die Gesundheit des Herz-Kreislauf-Systems.

Goji-Beeren werden oft zur Verbesserung der Augengesundheit eingesetzt, denn sie stärken die Kapillaren, die die Augen mit Sauerstoff versorgen, und enthalten viele Carotinoide (sekundäre Pflanzenstoffe, die auch in Karotten vorkommen und die Sehfähigkeit in der Nacht erhöhen).

Die feuchtigkeitsspendenden Beeren wirken beruhigend auf das Verdauungssystem. Sie können zur Linderung von trockenem Husten beitragen und die Bronchien freimachen. Die Anwendung von Goji zum Schutz und zur Stärkung der Leber wird durch die Forschung unterstützt. In China wurden die Beeren schon begleitend bei Patienten angewendet, die mit Strahlen- und Chemotherapie behandelt werden, und man hat festgestellt, dass sie vor dem Rückgang der Leukozyten, der weißen Blutkörperchen, schützen.

ANWENDUNG UND DOSIERUNG

Die kleinen getrockneten roten Beeren haben etwa die Größe einer großen Rosine und sind in Naturkostläden, Bio-Supermärkten und manchen „normalen" Supermärkten erhältlich. Sie sind einfach anzuwenden – Sie können sie direkt aus der Tüte essen, über Ihr morgendliches Müsli streuen oder selbst gebackenen

Muffins und Kuchen hinzufügen, für die Sie Trockenfrüchte verwenden würden. Goji-Beeren sind eher ein Nahrungsmittel als ein Medizinprodukt, daher muss man sich über eine „Dosierung" keine Gedanken machen. Mit einer kleinen Handvoll täglich können Sie Ihre Vorzüge genießen.

WICHTIG

Goji-Beeren gehören zur Familie der Nachtschattengewächse, zu der auch Tomaten und Paprika gehören, also sollten Sie sie meiden, wenn Sie allergisch gegen diese Pflanzenfamilie sind. Ansonsten sind sie in mäßigen Mengen ein sicheres und wirksames Adaptogen für die ganze Familie.

WISSENSWERT

Obwohl die Goji-Beeren und ihre brasilianischen Vettern, die Açai-Beeren, als Superfood für sehr viel Aufmerksamkeit gesorgt haben, enthalten doch im Grunde genommen viele rote oder schwarze Beeren ähnliche Flavonoide und haben ganz ähnliche Eigenschaften. Brombeeren wachsen in Parks und auch wild an vielen Orten, nicht nur in Europa, sondern auch von Alaska bis zur Wüste in den USA, sowie in Australien (vielleicht haben Sie sogar welche in Ihrem Garten) und sie enthalten viele vorteilhafte sekundäre Pflanzenstoffe. Sammeln Sie Goji-Beeren, wenn sie im Spätsommer reif sind, und frieren Sie sie in einzelnen Lagen auf einem kleinen Backblech ein, sodass sie nicht zu sehr zusammenkleben. Füllen Sie sie dann in ein für Lebensmittel geeignetes Behältnis und lagern Sie sie im Gefrierschrank, griffbereit für die Zugabe zu Smoothies oder anderen Rezepten für einen schnellen und kostenlosen Energieschub durch ein Superfood.

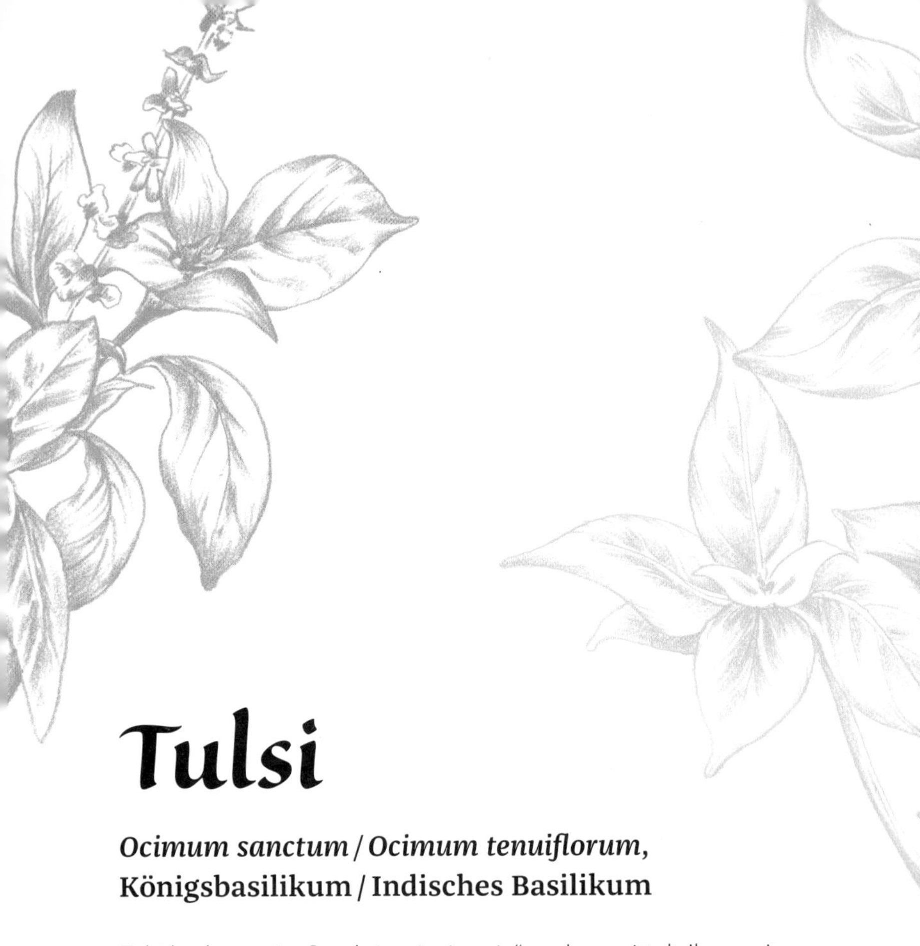

Tulsi

Ocimum sanctum / Ocimum tenuiflorum, Königsbasilikum / Indisches Basilikum

Tulsi bedeutet im Sanskrit „einzigartig“ und vermittelt Ihnen eine Vorstellung davon, wie sehr dieses Heilkraut im indischen Hindu-Glauben verehrt wird. Es wird in speziellen Tontöpfen gezogen, die den Innenhof vieler indischer Häuser zieren. Jeder Teil der Pflanze, selbst die Erde, von der sie umgeben ist, wird als heilig betrachtet, und es werden ihr täglich Opfergaben und Gebete dargebracht.

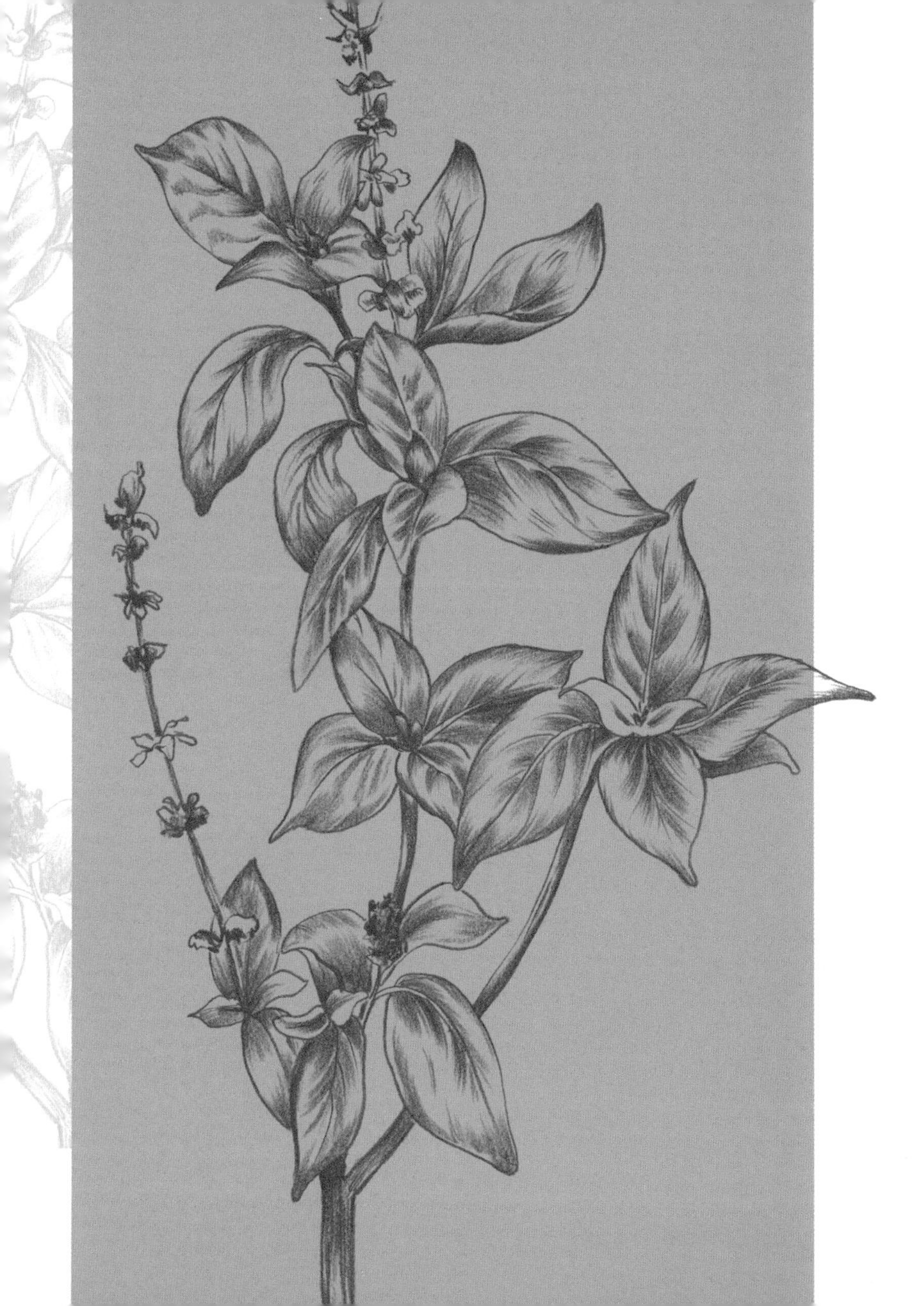

TULSI

***Ocimum sanctum / Ocimum tenuiflorum*,**
Königsbasilikum / Indisches Basilikum

Tulsi ist Ihnen eventuell schon einmal als „heiliges" oder „geweihtes" Basilikum begegnet. Das Kraut wird für medizinische und religiöse Zwecke schonend geerntet. Es ist dem Gott Vishnu aus der indischen Mythologie geweiht und gilt als Schwelle zwischen Himmel und Erde. Tulsi ist wärmend und leicht trocknend.

FÜR WEN IST TULSI GEEIGNET?

Es ist ein wundervolles Adaptogen, das Stimmung und Energie ausgleichen kann. In Indien wird es der Freude und Ausgeglichenheit zugeordnet und gilt als harmonisierend für die Chakren, die Energiezentren im Körper. Im eher irdischen Bereich ist es hervorragend zur Verringerung übermäßiger Schleimbildung bei einer laufenden Nase, einer Sinusitis (Nebenhöhlenentzündung) während oder nach einer Erkältung sowie bei Husten mit Auswurf geeignet.

Tulsi wird häufig zur Bewältigung von Stress eingesetzt und ist als Einzelpräparat oder zusammen mit dem herzschützenden Weißdorn besonders hilfreich bei angstbedingtem Bluthochdruck. Es hat sich als nützlich beim Ausgleich des Blutzuckerspiegels erwiesen und wird daher (unter ärztlicher Kontrolle) bei der Behandlung von Typ-2-Diabetes eingesetzt. Es sorgt für einen ausgeglichenen Blutzucker- und Hormonhaushalt, und in diesem Zusammenhang habe ich festgestellt, dass es Frauen mit starken Beschwerden vor der Menstruation sehr gut hilft, da Probleme mit dem Blutzuckerspiegel die Stimmungsschwankungen und Wutanfälle verschlimmern können.

Viele Phytotherapeuten finden, dass Tulsi Menschen hilft, ihre Angstzustände zu überwinden und ihre geistige Klarheit wiederzuerlangen, wenn sie mit dem gewohnheitsmäßigen Konsum von Cannabis aufhören. Als Tee vor dem Meditieren eignet sich Tulsi auch großartig zur Förderung von Achtsamkeit und Konzentration.

ANWENDUNG UND DOSIERUNG

Tulsi gehört zur gleichen Pflanzenfamilie wie Minze und Basilikum (Lippenblütler) und ergibt mit frischen oder getrockneten Blättern einen schmackhaften, aromatischen Tee. Es wirkt gut als Tinktur, die man leicht selbst herstellen kann (s. S. 124). Als Kapseln und in Pulverform ist es ebenfalls erhältlich, doch ich ziehe die ganzen Blätter vor und mache davon gerne einen frischen Kräutertee. Tulsi ist im Allgemeinen sicher; Sie können bis zu 3 Tassen Tee täglich trinken, der jeweils mit 1 Esslöffel frischem oder 1 Teelöffel getrocknetem Kraut zubereitet wird.

WICHTIG

Meiden Sie Tulsi in der Schwangerschaft oder wenn Sie versuchen, schwanger zu werden, denn es gibt einige Hinweise, dass es eventuell die Fruchtbarkeit beeinträchtigt. Da es den Blutdruck und den Blutzucker senkt, sollten Sie vor der Einnahme Ihren Arzt oder Phytotherapeuten aufsuchen, wenn Sie entsprechende Medikamente einnehmen müssen. Tulsi gilt auch für Kinder als sicher, und Phytotherapeuten berichten, dass der Tee sich bei ihnen als hilfreich erweist, wenn sie unter Angstzuständen, Nervosität und Hyperaktivität leiden.

WISSENSWERT

Wenn Sie Tulsi selbst ziehen möchten, bekommen Sie die Samen oft problemlos über das Internet. Säen Sie sie im Frühjahr aus und stellen Sie die Töpfe auf ein sonniges Fensterbrett. Schützen Sie die Saat bis nach dem letzten Frost, zwicken Sie die wachsenden Spitzen und Blüten ab, damit die Pflanze buschiger wird, und sorgen Sie für viel Sonne und Wasser. Im gemäßigten Klima ist Tulsi eine empfindliche einjährige Pflanze; wenn Sie also nicht in einer ganzjährig warmen Klimazone leben, sollten Sie sie im Herbst ernten, bevor sie abstirbt. Darf sie im Spätsommer blühen, können Sie Samen für das nächste Jahr ernten und trocknen.

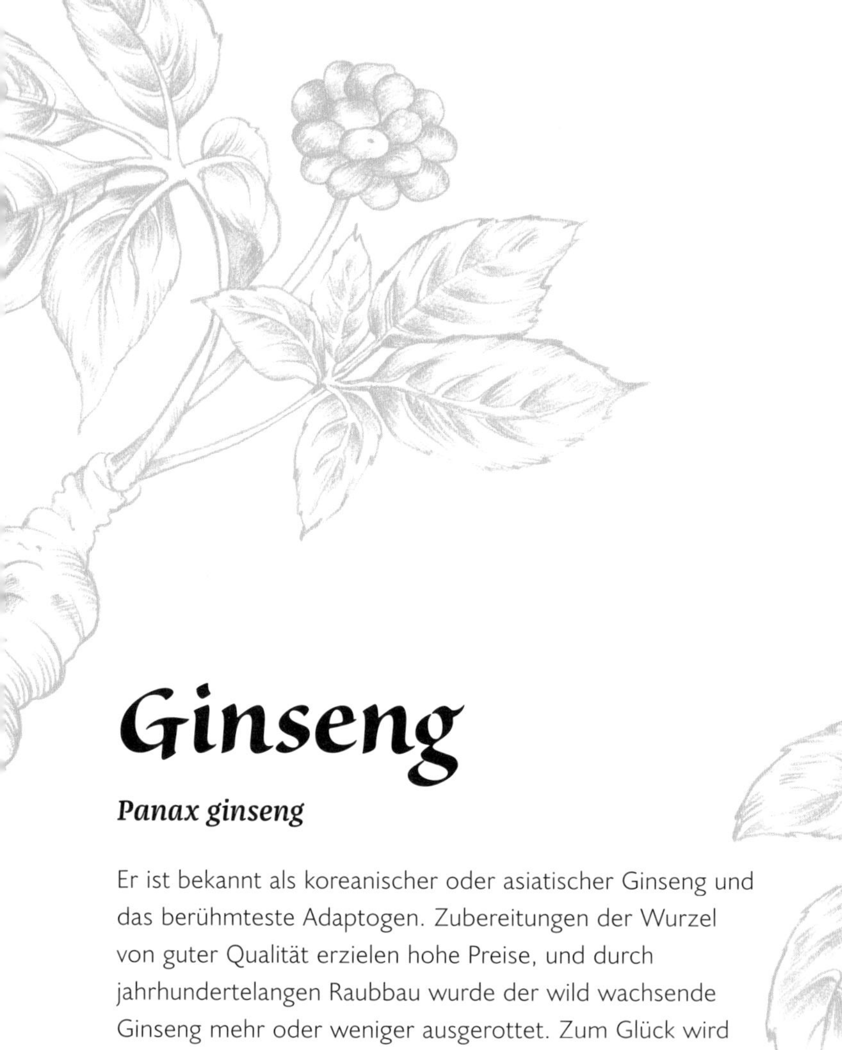

Ginseng

Panax ginseng

Er ist bekannt als koreanischer oder asiatischer Ginseng und das berühmteste Adaptogen. Zubereitungen der Wurzel von guter Qualität erzielen hohe Preise, und durch jahrhundertelangen Raubbau wurde der wild wachsende Ginseng mehr oder weniger ausgerottet. Zum Glück wird er in ganz Asien in großem Umfang kultiviert.

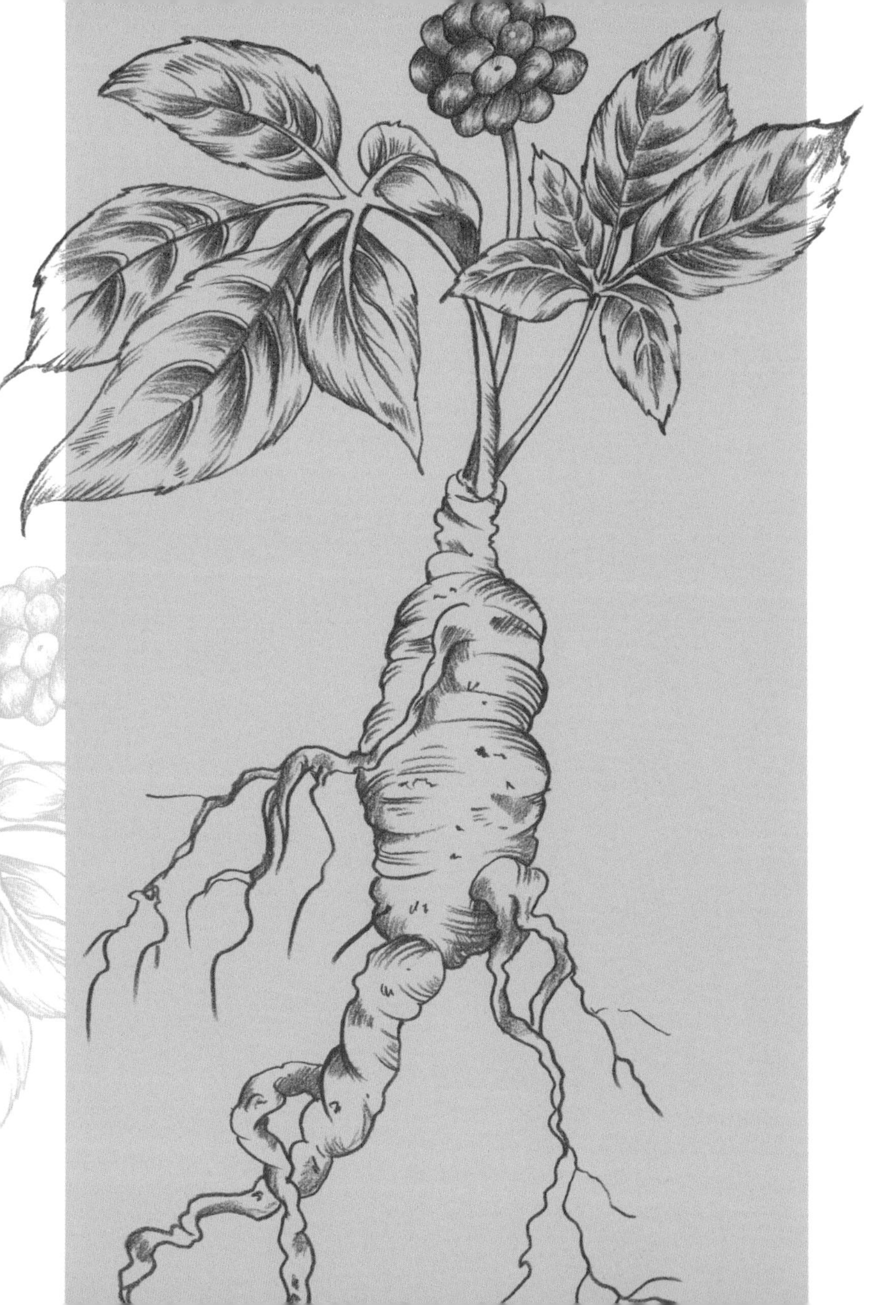

GINSENG

Panax ginseng

Ginseng wird in ganz Asien häufig verwendet, insbesondere von älteren Menschen, die glauben, dass er die Lebensdauer erhöht sowie den Energiepegel, die Libido und das hormonelle Gleichgewicht im Alter erhält. Ginseng ist wärmend und feuchtigkeitsspendend.

FÜR WEN IST GINSENG GEEIGNET?

Der asiatische Ginseng ist besser erforscht als die meisten Heilkräuter. Die Forschung bestätigt, dass er die Hypothalamus-Hypophysen-Nebennieren-Achse der endokrinen Drüsen reguliert, um die Funktionen und Reserven der Nebennieren zu unterstützen, indem er die Freisetzung von Stresshormonen aus den Nebennieren anpasst. Dadurch werden Stresshormone in geringeren Mengen freigesetzt und wirken sich weniger auf den Körper aus; das ist bei anhaltendem Stress hilfreich und kann die Dauer klassischer Stressreaktionen (Kampf-oder-Flucht-Reaktion) verkürzen.

Ginseng bringt nachweislich das Immunsystem ins Gleichgewicht, steigert dadurch die Abwehrkräfte und kann dazu beitragen, Autoimmunerkrankungen zu regulieren. Man hat festgestellt, dass es den Cholesterin- und Blutzuckerspiegel bei Menschen mit Typ-2-Diabetes senkt. Als stimulierendes Adaptogen erhöht es die Durchblutung und kann den Blutkreislauf verbessern und so vor arteriellen Erkrankungen sowie Venenproblemen wie Krampfadern schützen.

Ginseng ist berühmt für seine energiesteigernden Eigenschaften. Der verstorbene Phytotherapeut Christopher Hedley empfahl Frauen, mit Honig gesüßten Ginseng zu kauen, um ihr Durchhaltevermögen während der Wehen zu unterstützen.

ANWENDUNG UND DOSIERUNG

Ginseng wird normalerweise als Tinktur oder in Kapselform eingenommen. Nicht selten enthalten Nahrungsergänzungen, die als ginsenghaltig gekennzeichnet sind, nur geringe Mengen der echten Pflanze, oder Ginseng wurde durch billigere Heilkräuter wie Codonopsis ersetzt. Wie so oft im Leben bekommen Sie das, wofür Sie bezahlen. Ich empfehle Ihnen, bei einem seriösen Anbieter einzukaufen und zu überprüfen, ob die Bezeichnung *Panax ginseng* auf dem Etikett steht. Wenn Sie beim Preis im Vergleich zu den Kosten für andere Kräuterpräparate nicht ein wenig schlucken müssen, besteht das Risiko, dass es sich nicht um echten Ginseng handelt.

Da er teuer ist, verwendet man ihn eher nicht zum Kochen, daher habe ich auch kein spezielles Rezept aufgenommen. Aber wer sollte Sie daran hindern, einen Teelöffel Pulver in Ihren Smoothie zu geben oder ihn bei einem der Rezepte in diesem Buch zu verwenden?

WICHTIG

Koreanischer Ginseng gilt als wärmend und stimulierend. Wenn Sie zum Beispiel nach einer schweren Krankheit oder einer besonders belastenden Zeit erheblich geschwächt sind, kann das zu sehr auf Kosten Ihrer Energiereserven gehen. In diesem Fall sollten Sie sich zuerst für stärkende Kräuter wie Codonopsis oder Ashwagandha entscheiden; wenn sich Ihre Energie verbessert hat, können Sie zu Ginseng wechseln.

WISSENSWERT

Der amerikanische Ginseng (*Panax quinquefolius*) hat ähnliche Eigenschaften wie der asiatische, doch er ist nicht so anregend und eher kühlend. Wenn Sie also das Gefühl haben, dass der asiatische Ginseng zu stark für Sie ist, ziehen Sie einen Versuch mit der amerikanischen Art in Betracht. Traditionell wurde er von den amerikanischen Ureinwohnern verwendet und erregte weltweit Aufmerksamkeit, als man im 19. Jahrhundert begann, ihn nach China zu exportieren und den wild wachsenden Ginseng dadurch beinahe ausrottete. Nun wird er im großen Stil kultiviert und das Interesse, sowohl die Blätter als auch die Wurzel zu nutzen, wächst, da beides bei den amerikanischen Ureinwohnern Tradition hat.

Für welchen Ginseng Sie sich auch entscheiden mögen, kaufen Sie ein Produkt, das kommerziell angebaut wurde, um die Wildpflanzen zu schonen, die noch übrig geblieben sind.

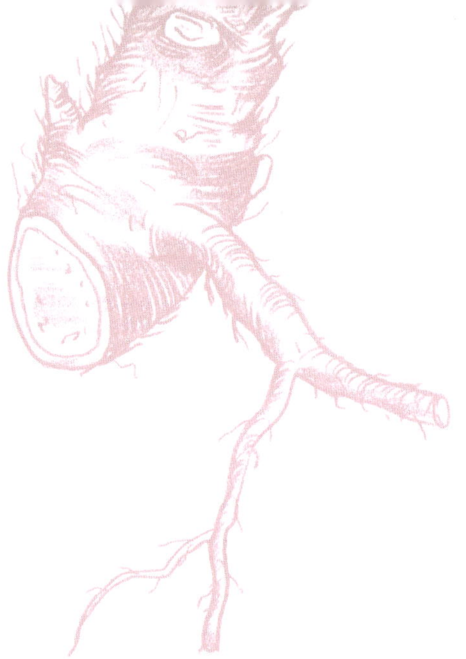

Rhodiola

***Rhodiola rosea*, Rosenwurz**

Diese kleine Sukkulente mit ihren fleischigen Blattrosetten wächst in einigen der unwirtlichsten Klimazonen der Erde, von Sibirien bis Island und in den arktischen Regionen Kanadas und Skandinaviens. Sie wird auch als Rosenwurz bezeichnet.

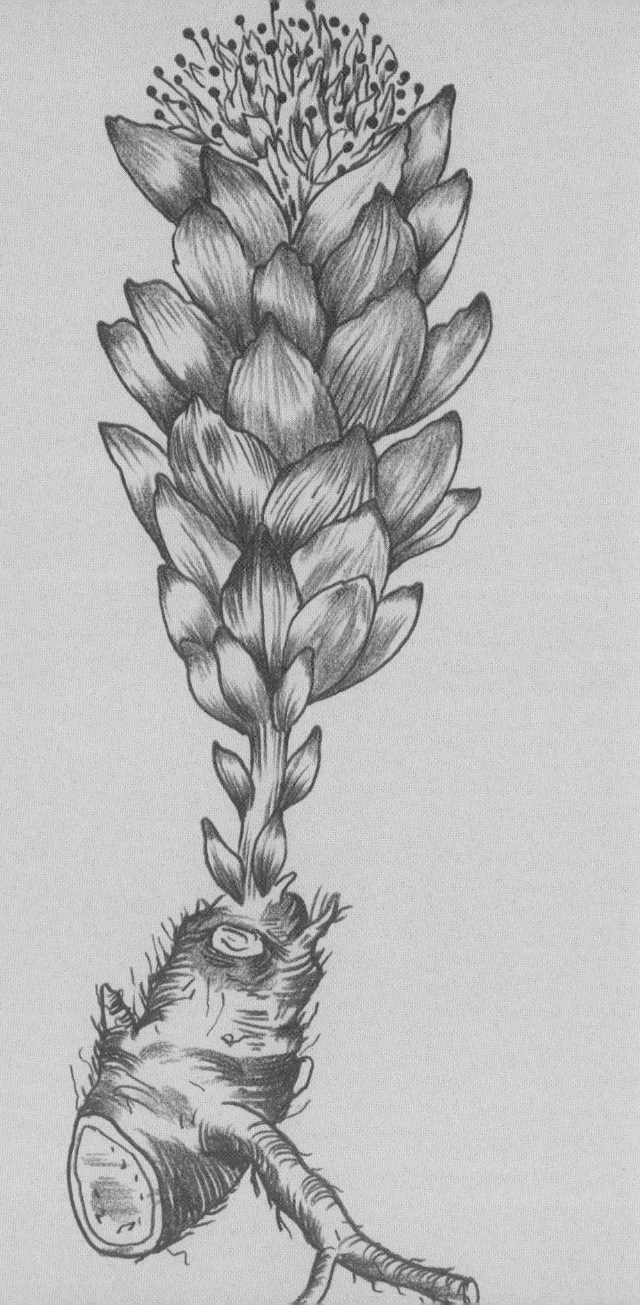

RHODIOLA

Rhodiola rosea, Rosenwurz

Wo immer diese Wurzel wächst, die Rosenduft verströmt, wird sie von Einheimischen geerntet und als Heilpflanze geschätzt. Sie wurde jahrhundertelang traditionell von den Bewohnern der sibirischen Bergdörfer, den mongolischen Völkern und den unerschrockensten Abenteurern, den Wikingern, verwendet, um die Energie zu steigern, in den langen, kalten Wintern gesund zu bleiben und die Auswirkungen der Höhenkrankheit zu lindern. Rhodiola ist kühlend und deutlich trocknend.

FÜR WEN IST RHODIOLA GEEIGNET?

Wie andere Adaptogene ist Rhodiola dafür bekannt, dass sie die Stresstoleranz erhöht, vor Krankheiten schützt sowie die Ausdauer und Leistungsfähigkeit steigert. Sie ist besonders bei Erschöpfung durch körperlichen und/oder mentalen Stress hilfreich und als nützliches Heilkraut bei der Behandlung von Depressionen anerkannt, insbesondere der Winterdepression, die auch als jahreszeitlich bedingte Depression (SAD, von engl. *Seasonal Affective Disorder*) bezeichnet wird. Man nimmt an, dass ihre Wirkung auf einer Erhöhung von Serotonin sowie anderer „Wohlfühl"-Transmitter beruht, also hormoneller Botenstoffe im Gehirn. Wenn Sie Antidepressiva einnehmen, sollten Sie natürlich vor der Anwendung pflanzlicher Alternativen mit Ihrem Arzt oder Therapeuten sprechen.

Man hat eine Reihe von Studien über die Vorzüge von Rhodiola für das Herz gemacht, die darauf hinweisen, dass sie Herzrhythmusstörungen regulieren und vor stressbedingten Herzerkrankungen schützen kann. Rhodiola ist auch schon bei der Behandlung von Verspannungen und Krämpfen der Muskeln eingesetzt worden, die sowohl auf eine Überanstrengung zurückzuführen waren als auch auf Krankheiten, die die Muskeln in Mitleidenschaft ziehen, etwa eine Fibromyalgie.

Phytotherapeuten sind der Meinung, dass Rhodiola für manche Menschen zu trocknend wirken kann. Wenn Sie ohnehin eine trockene Konstitution haben –

trockene Haut, trockenes Haar und eine Tendenz zur Verstopfung – ist diese Pflanze für Sie eventuell nicht das Adaptogen der Wahl.

ANWENDUNG UND DOSIERUNG

Sie ist in Kapsel- und Pulverform erhältlich. Getrocknet eignet sie sich für Tee, doch da sie so adstringierend wirkt, dass sich der Mund zusammenzieht, würde ich sie mit einer süßeren, eher feuchtigkeitsspendenden Heilpflanze wie Süßholz mischen. Ich finde, dieses arktische Kraut passt besonders für den Winter; ich habe es einer feurigen Essigzubereitung (s. S. 152) zugegeben, die während der kalten Jahreszeit verwendet werden kann, um die Abwehrkräfte zu unterstützen und die Winterdepression aufzuhellen. Normalerweise beginnt man mit einer geringen Dosis Rhodiola, vielleicht nur 10 Tropfen Tinktur oder ¼ Teelöffel Pulver täglich und erhöht langsam auf bis zu 30 Tropfen Tinktur und ½ Teelöffel Pulver.

WICHTIG

Rhodiola ist in Russland ein offizielles Medikament, es wird also parallel zu schulmedizinischen Präparaten verschrieben. Oft wird es zur Steigerung der geistigen Leistungsfähigkeit in Zeiten von Stress, zur Behandlung von Infektionskrankheiten, zur Verringerung der Müdigkeit und bei Depressionen gegeben.

WISSENSWERT

In den Bergdörfern Sibiriens schenkt man frisch verheirateten Paaren ein Gebinde von Rhodiolawurzeln für die Fruchtbarkeit und gesunde Kinder. Es gibt zwar keine Nachweise, dass Rosenwurz die Testosteronbildung stimuliert, doch sie wird traditionell zur Steigerung der männlichen Libido genommen, und viele Phytotherapeuten haben festgestellt, dass sie ihren Klienten in dieser Hinsicht hilft. Das mag an den positiven Auswirkungen auf das Hormonsystem liegen sowie daran, dass sie die Energie ankurbeln und die Müdigkeit verringern kann.

Rosmarin

Rosmarinus officinalis

Rosmarin ist Ihnen vielleicht als köstliche Zugabe zu schmackhaften Gerichten wie Lamm oder Bratkartoffeln geläufig, doch dieses aromatische Kraut wird seit Jahrhunderten auch wegen seiner erstaunlichen heilkräftigen Eigenschaften verwendet. Shakespeare kannte es ganz sicher, denn er lässt Ophelia in *Hamlet* sagen: „Da ist Rosmarin, das ist zur Erinnerung; ich bitt' Euch, liebt mich, gedenket mein." Auch den alten Griechen, den Römern und den Ägyptern galt es als heilig.

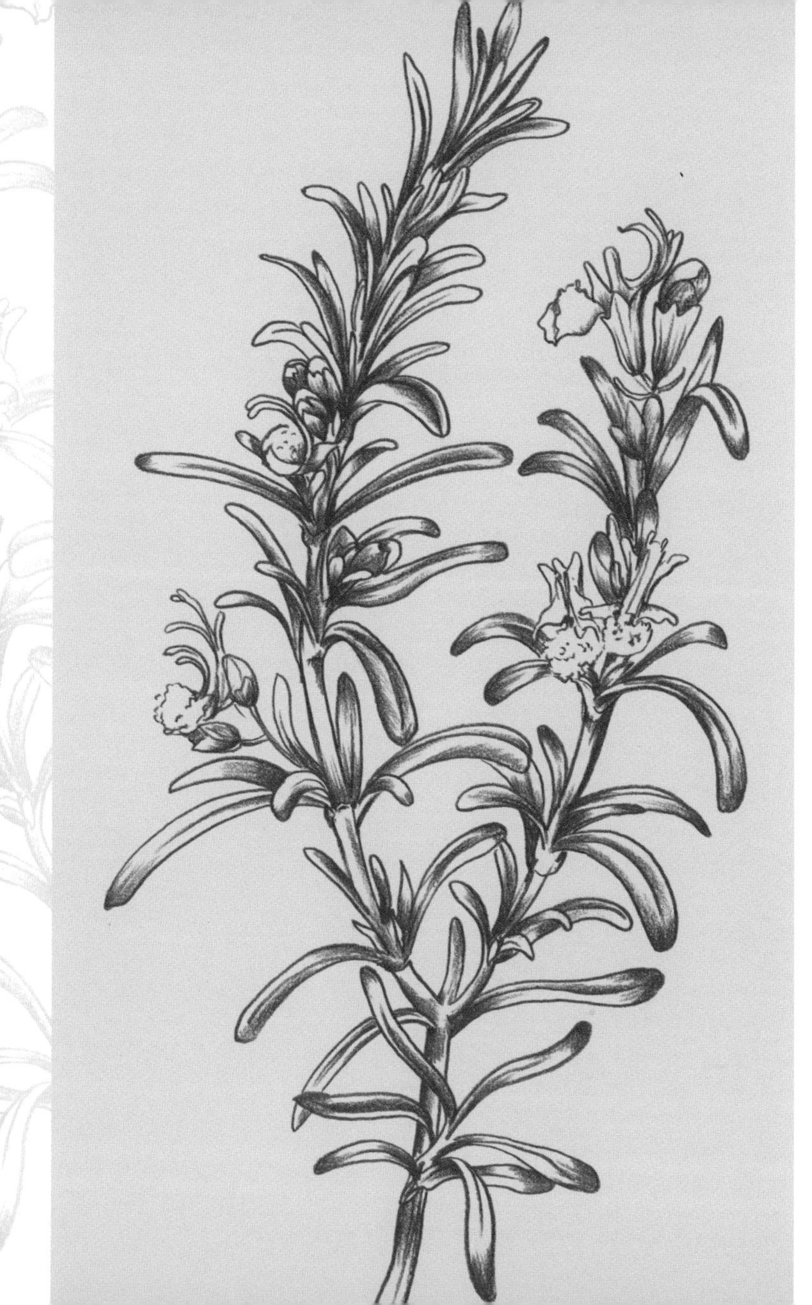

ROSMARIN

Rosmarinus officinalis

Forscher wurden vor nicht allzu langer Zeit auf die Bewohner eines kleinen italienischen Dorfes aufmerksam, die sich eines ungewöhnlich langen Lebens und einer guten Gesundheit bis in die Neunziger und darüber hinaus erfreuen, was sie dem Umstand zuschreiben, dass sie praktisch jedes Gericht mit Rosmarin zubereiten. Rosmarin ist wärmend und ein wenig trocknend.

FÜR WEN IST ROSMARIN GEEIGNET?

Im Mittelpunkt der neueren Forschung stehen die Wirkungen von Rosmarin zur Verbesserung des Gedächtnisses, vor allem dessen, was die Forscher als „Zukunftsgedächtnis" bezeichnen – das ist der Bereich des Gedächtnisses, der uns nicht vergessen lässt, die Geburtstagskarte rechtzeitig abzuschicken oder den Schlüssel mitzunehmen, wenn wir das Haus verlassen. Das Gedächtnis kann aus vielerlei Gründen leiden. Unter Stress kann die geistige Klarheit nachlassen, weil sich (das vom Körper dann vermehrt ausgeschüttete) Kortisol auf den Hippocampus auswirkt, den Teil des Gehirns, der für das Gedächtnis zuständig ist. Viele Menschen stellen auch fest, dass sie mit zunehmendem Alter vergesslicher werden. Wenn Sie das Gefühl haben, dass Ihr Gedächtnis nicht mehr das ist, was es einmal war, oder dass es einen Schub braucht, zum Beispiel beim Lernen, dann lohnt es sich auszuprobieren, ob Rosmarin helfen kann.

ANWENDUNG UND DOSIERUNG

Das ätherische Öl des Rosmarins enthält große Mengen einer Substanz, die die Ausschüttung des Neurotransmitters Acetylcholin erhöht. Dieser spielt eine wichtige Rolle für das Gedächtnis, und damit erklärt man sich, warum die Pflanze die Leistung des Gehirns verbessert. Der Geruch des Krautes gelangt ins Gehirn, daher können 1–2 Tropfen ätherisches Öl in einem Diffusor oder auf einem Wattebausch sehr gut wirken. Für die innerliche Einnahme ist es zu stark, doch eine schöne, heiße Tasse Rosmarintee aus frischem oder getrocknetem Kraut setzt genügend davon frei, dass Sie seine Vorzüge spüren können. Sie können aber auch mit der Herstellung Ihres eigenen Rosmarinwassers experimentieren (s. S. 154) und täglich einen Esslöffel davon einnehmen oder es als tonisierendes Gesichtswasser verwenden.

WICHTIG

Nicht nur wegen seiner positiven Eigenschaften für das Gedächtnis, sondern auch wegen der Linderung von Kopfschmerzen wird Rosmarin oft verwendet; ein Nutzen, den Phytotherapeuten dem Umstand zuschreiben, dass er die Durchblutung des Gehirns verbessert. Daher sollten Sie vor der Anwendung mit Ihrem Arzt oder Phytotherapeuten sprechen, wenn Sie Bluthochdruck haben.

WISSENSWERT

Die ersten schriftlichen Aufzeichnungen über Rosmarin finden sich auf einer sumerischen Keilschrifttafel, die auf 1 700 vor unserer Zeitrechnung datiert ist, was zeigt, dass diese Pflanze schon sehr lange zu heilkundlichen Zwecken verwendet wird. Als mein Sohn klein war, steckte ich ihm immer einen kleinen Rosmarinzweig in die Tasche, wenn er sich auf den Weg zur Schule machte; er sollte ihm helfen, sich im Unterricht zu konzentrieren. Es wird angenommen, dass Rosmarin die Haarfollikel stimuliert, daher wird er vielen traditionellen Mitteln gegen vorzeitigen Haarverlust zugegeben. Sie könnten einen starken Teeaufguss als letzte Spülung nach dem Haarewaschen verwenden oder etwas *Rosmarin-Aromawasser* (s. S. 154) auf die die Kopfhaut tupfen.

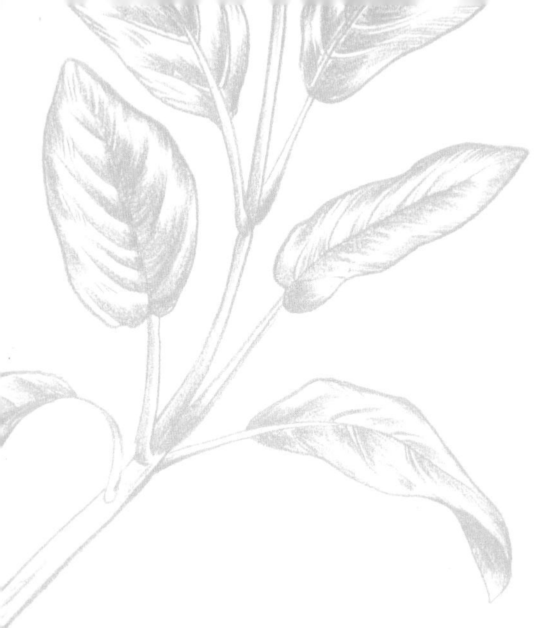

Salbei

Salvia officinalis

Phytotherapeuten in Nordeuropa betonen häufig, dass viele Adaptogene in fernen exotischen Regionen wachsen. Sie hinterfragen die Auswirkungen auf die Umwelt durch ihren Transport über große Entfernungen, und da sie wissen, dass Menschen schon immer überall vor Ort Kräuter gefunden haben, die ähnliche Wirkungen hatten, suchten sie nach einem „echten" Adaptogen, das in gemäßigteren Gebieten wächst. Salbei wird vielen Anforderungen gerecht.

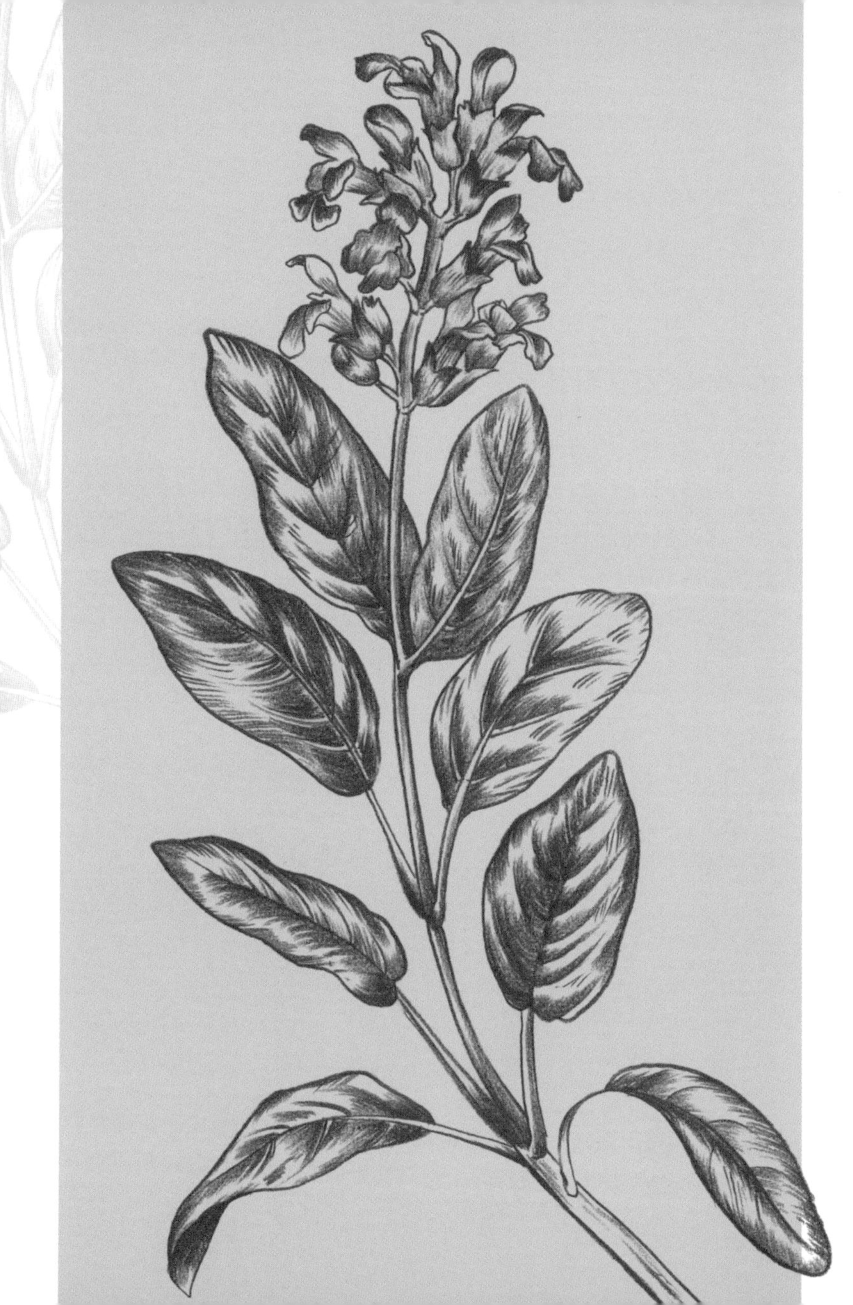

SALBEI

Salvia officinalis

Der Gattungsname salvia *ist eine Wortbildung aus lateinisch* salvare *für „heilen" bzw.* salvus *für „gesund", und er bezieht sich vor allem auf den als Heilpflanze verwendeten Echten Salbei, der auch als Heilsalbei oder Küchensalbei bezeichnet wird.*

Ebenso wie die Pflanze kann sich die englische Bezeichnung sage *auf einen älteren, weisen Menschen beziehen, und das Kraut wurde traditionell im höheren Alter zu Erhaltung der Vitalität und Geisteskraft verwendet. Salbei kann wärmend und kühlend sein, je nach Anwendungsweise, und er ist immer trocknend.*

FÜR WEN IST SALBEI GEEIGNET?

Phytotherapeuten empfehlen Salbei als hilfreich bei nervösen Erschöpfungszuständen. Er hilft auch während und nach Infektionskrankheiten, da er antibakteriell wirkt und sich ausgezeichnet zum Gurgeln bei Halsschmerzen eignet.

Salbei ist trocknend und daher eine großartige Wahl bei heißen, feuchten Zuständen wie Hitzewallungen in den Wechseljahren und für Menschen, die zu starkem Angstschweiß neigen. In beiden Fällen kann eine Tasse kalter Salbeitee sehr wirksam sein.

Meiden Sie Salbei in der Schwangerschaft und wenn Sie stillen, denn er verlangsamt den Milchfluss oder stoppt ihn sogar. Zur Unterstützung beim Abstillen haben ihn jedoch schon viele Frauen als hilfreich empfunden.

ANWENDUNG UND DOSIERUNG

Am besten bekannt ist Salbei als Küchenkraut; er passt speziell zu Eiern und reichhaltigen fetten Nahrungsmitteln. *Gebratene Salbeiblätter* (s. S. 136) eignen sich als hübsche und aromatische Garnierung. Da Salbei sehr stark würzt, reicht eine geringe Menge in Speisen aus; eine medizinische Dosierung erreicht man bereits mit 1 Teelöffel getrocknetem Kraut oder einer kleinen Handvoll frischen Blättern für einen Tee. Die Temperatur des Tees entscheidet über seine Wirkung. Heißer Tee ist am besten zur Bekämpfung von Infektionen geeignet und um das Nervensystem wieder ins Gleichgewicht zu bringen. Zur Verwendung wegen seiner kühlenden Wirkung bei starken Schweißausbrüchen ist es wichtig, den Tee wie üblich mit heißem Wasser zuzubereiten und ihn vor dem Trinken auskühlen zu lassen, da nur der kalte Tee auf diese Weise wirkt.

WICHTIG

Salbei gehört zu den wenigen Kräutern mit adaptogenen Eigenschaften, die in den meisten Klimazonen leicht zu kultivieren sind. Es gibt Hunderte verschiedener Varietäten, doch die zu heilkundlichen Zwecken am häufigsten verwendete Art ist *Salvia officinalis*, der Echte oder Küchensalbei. Züchter haben einige attraktive Arten kultiviert, darunter eine mit violett gesprenkelten Blättern und eine mit hellgrünen Blättern und leicht cremefarbenen Sprenkeln, die Ihren Kräutergarten oder Blumenkasten gut ergänzen.

WISSENSWERT

Der sehr beliebte und äußerst angesehene britische Phytotherapeut Christopher Hedley – ein hochgewachsener Mann, auf dessen Kopf eine Wolke aus weißem, pusteblumenartigen Haar thronte und den man von Mitte der 1970er-Jahre bis zu seinem Tod 2017 oft beim Sammeln von Kräutern im Regent's Park und um den Regent's Canal in Camden sehen konnte –, inspirierte eine vom Glück begünstigte Generation von Phytotherapeuten weltweit (mich auch) durch seine Lehrveranstaltungen an der University of Westminster. Er war ein Kräuterheilkundiger, der den Gedanken von Salbei als Adaptogen der nordeuropäischen Klimazonen befürwortete und ihn als unterstützend und ausgleichend bei Stress und Angstzuständen beschrieb.

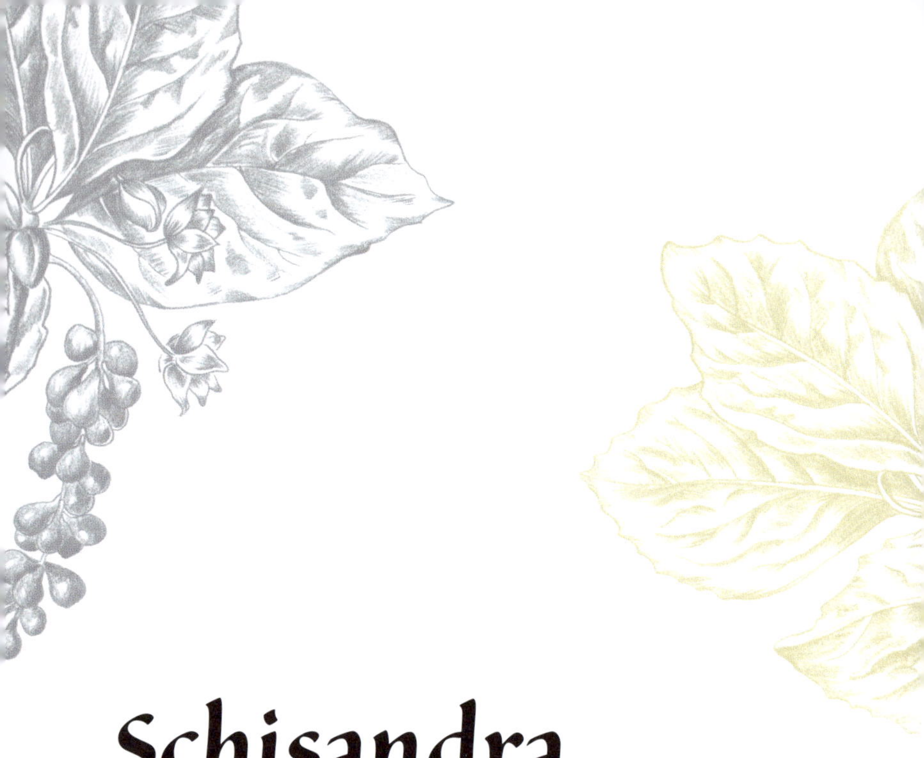

Schisandra

Schisandra chinensis, Chinesisches Spaltkörbchen

Schisandrabeeren sind in China als „Frucht der fünf Geschmacksrichtungen" bekannt. Da sie gleichzeitig bitter, sauer, süß, scharf und salzig schmecken können, muten sie wie etwas an, das aus der Welt von Harry Potter stammt.

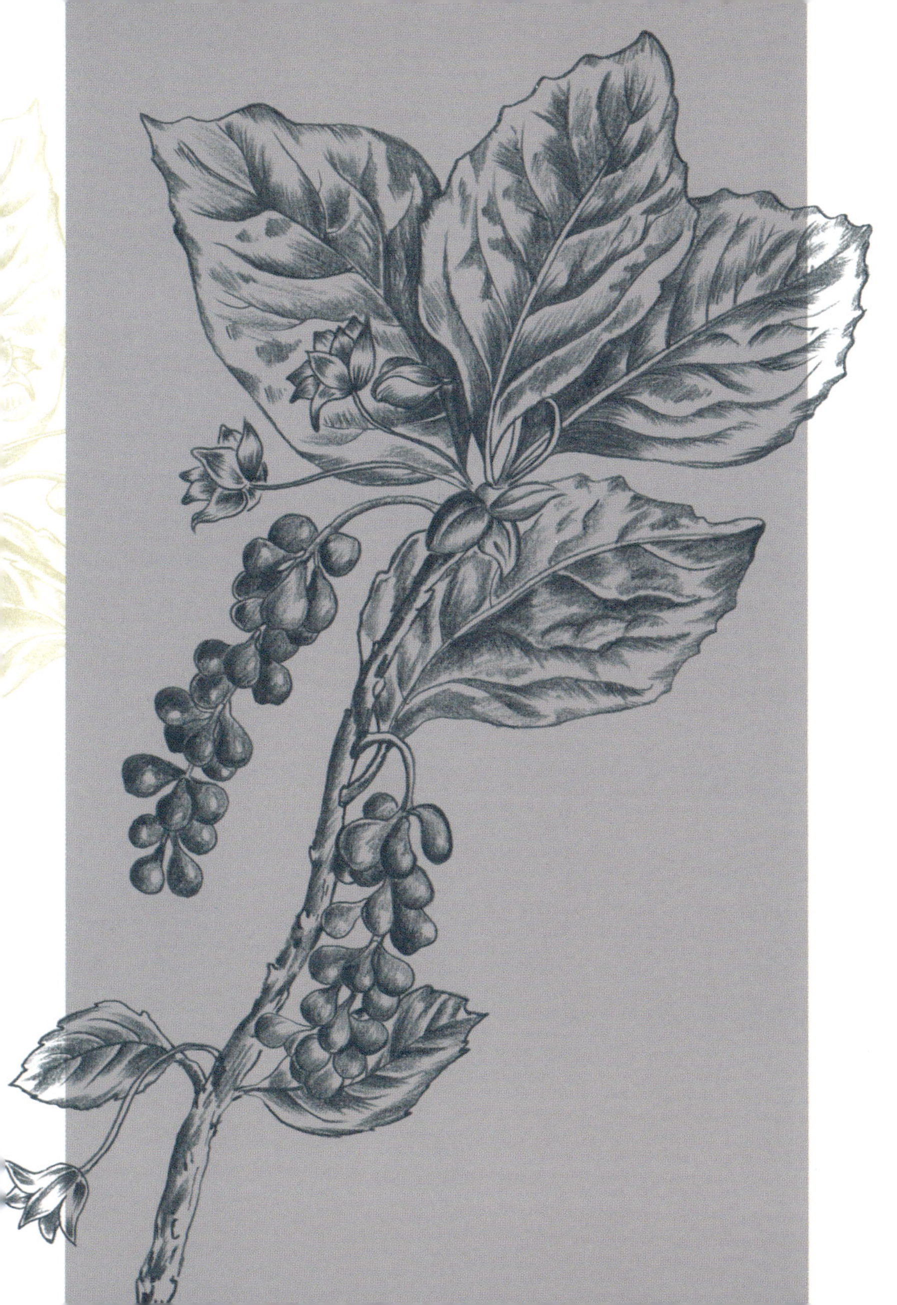

SCHISANDRA

Schisandra chinensis, Chinesisches Spaltkörbchen

Die Art oder Eigenschaft des Geschmacks ist in der traditionellen chinesischen Medizin und im Ayurveda wichtig und gilt als Teil der Wirkung eines Heilkrauts. In Schisandra sind sie vereint: Die Wärme des würzigen Geschmacks, die mineralischen und nährstoffreichen Eigenschaften salziger Kräuter, die anregende und kühlende Qualität der Bitterstoffe, das saure Aroma zur Anregung der Verdauung und die Süße, die als energiesteigernd gilt. Diese allumfassende, ganzheitliche Qualität ist das, was diese Pflanze zu einem Adaptogen macht, denn sie bringt den Körper in Harmonie und sorgt für ein gesamtgesundheitliches Gleichgewicht.

FÜR WEN IST SCHISANDRA GEEIGNET?

Phytotherapeuten setzen Schisandra ein, um die Stimmung zu heben sowie die Energie und die Ausdauer zu verbessern. Zahlreiche hauptsächlich in China durchgeführte Studien legen nahe, dass es die Leber widerstandsfähiger macht und ihre Wiederherstellung nach einer Schädigung unterstützen kann. Die Pflanze senkt nachweislich den Cholesterinspiegel, was eventuell einer verbesserten Leberfunktion geschuldet ist, da übermäßiges Fett über die Leber ausgeschieden wird. Wie bei den meisten Adaptogenen hat man festgestellt, dass Schisandra das Immunsystem stärkt. Die Pflanze ist wärmend und trocknend.

Schisandra ist in stressigen Zeiten von unschätzbarem Wert, da gleichzeitig für ein Gefühl der Ruhe, eine Erhöhung der Konzentration sowie für eine sanfte Steigerung des körperlichen Energieniveaus gesorgt wird. Die Pflanze hat eine besondere Affinität zur Lunge und unterstützt eine tiefere und gleichmäßige Atmung. Das ist ganz besonders bei Angstzuständen hilfreich, da die Stressreaktion zu einer schnellen, flachen Atmung führt, die Panikgefühle sowie Herzrasen verursachen kann und dem Gehirn den lebenswichtigen Sauerstoff entzieht. Daher ist Schisandra eventuell hilfreich bei angstbedingtem Asthma. Es wirkt schleimlösend und kann daher auch bei anderen Lungenerkrankungen hilfreich sein.

ANWENDUNG UND DOSIERUNG

Die Beeren und die Samen, die darin enthalten sind, sind der Teil der Pflanze, der zu medizinischen Zwecken verwendet wird. In China werden medizinische Kräuter oft ins Essen gemischt, doch der ungewöhnliche Geschmack der Schisandrabeeren eignet sich nicht wirklich für Ihren morgendlichen Joghurt oder das Müsli. Die Beeren sind getrocknet, in Pulverform sowie als Kapseln und Tinktur erhältlich. Ich kaufe gerne die getrockneten Beeren und stelle daraus eine abgekochte Tinktur her (s. S. 124), die in Dosierungen bis zu 1 Teelöffel täglich eingenommen werden kann.

WICHTIG

Schisandra ist ziemlich trocknend, also bei „feuchten" Zuständen hilfreich, etwa bei Hitzewallungen in der Menopause, Durchfällen und Husten mit Auswurf. Wenn Sie eine eher trockene Konstitution haben – trockene Haut, trockene Haare, Verstopfungsneigung und häufigen Durst – ist es eventuell als Adaptogen für Sie nicht geeignet.

Es steigert die Energie, daher kann es zu Einschlafstörungen führen, wenn man es zu spät am Tag nimmt. Daher empfehle ich die morgendliche Einnahme.

WISSENSWERT

Seit Jahrhunderten ist diese Pflanze weit verbreitet und wird in ganz Asien gehandelt. Russische Jäger führen getrocknete Beeren mit sich und kauen sie auf langen Jagdexpeditionen gegen die Müdigkeit sowie zur Erhöhung von Ausdauer und Energie.

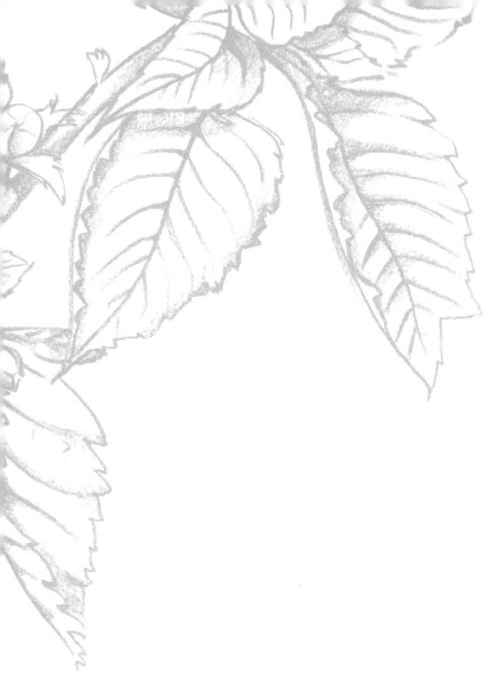

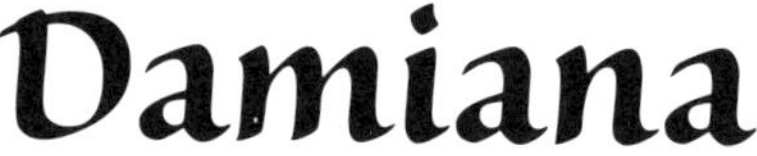

Damiana

Turnera diffusa / Turnera aphrodisiaca

Diese Blattpflanze, die wild auf sonnigen mexikanischen Berghängen wächst, hat einen derartigen Ruf als Aphrodisiakum, dass diese Wirkung sogar in einem ihrer beiden botanischen Namen verewigt wurde – *Turnera aphrodisiaca*.

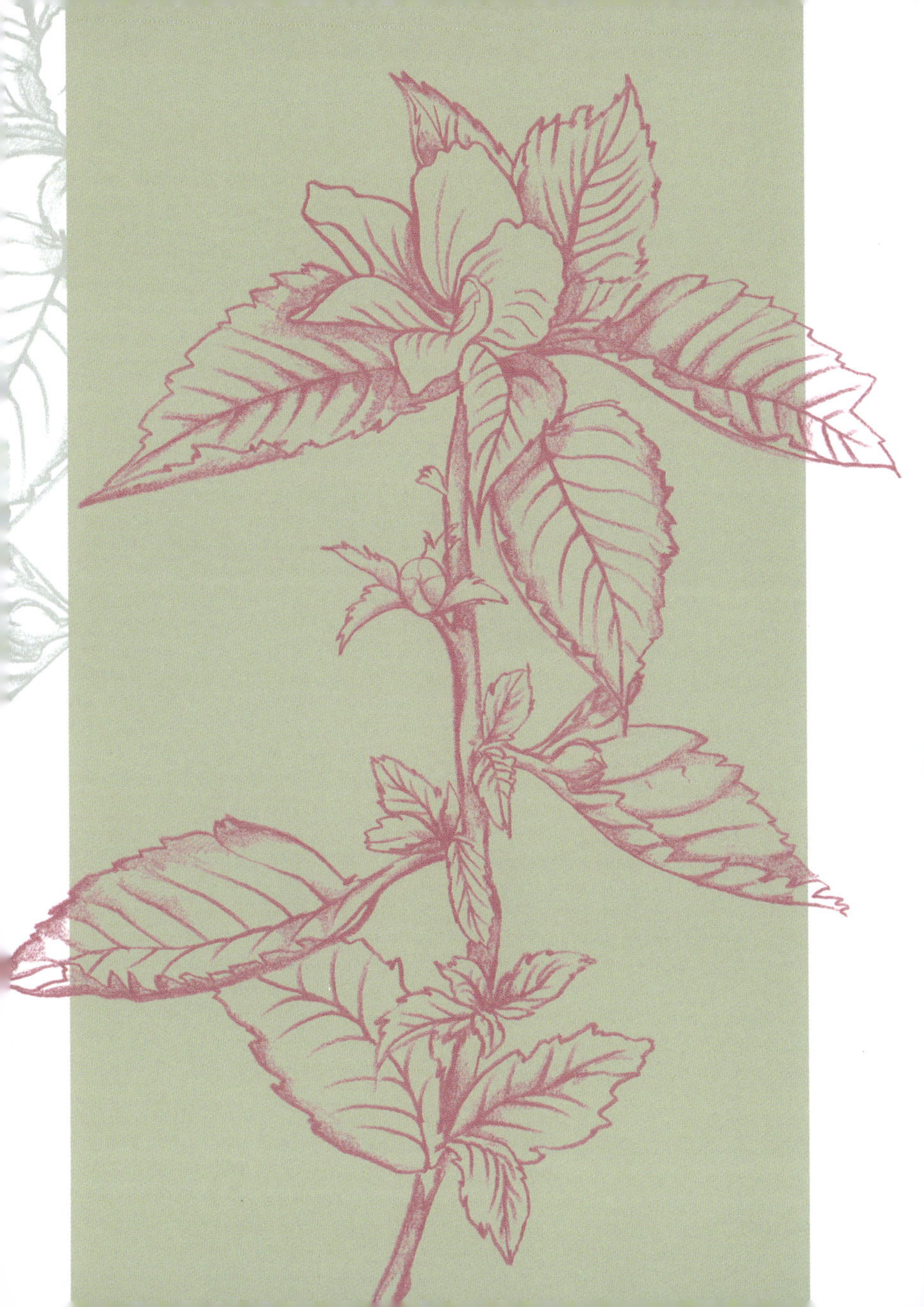

DAMIANA

Turnera diffusa / Turnera aphrodisiaca

Die libidosteigernden Wirkungen der Pflanze werden seit Jahrhunderten geschätzt, und die moderne Wissenschaft legt nahe, dass sie zumindest teilweise darauf zurückzuführen sind, dass Damiana die Durchblutung der Beckenregion stimulieren kann. Als anregendes Adaptogen trägt Damiana dazu bei, dass Sie aufmerksam und wach bleiben, was natürlich immer hilfreich ist, wenn Sie einen Energieschub brauchen. Im Gegensatz zu manchen anregenden Kräutern wirkt die Pflanze stärkend auf das Nervensystem und kann so einer Erschöpfung vorbeugen. Damiana hat wärmende und trocknende Eigenschaften.

FÜR WEN IST DAMIANA GEEIGNET?

Damiana ist ein großartiger Muntermacher, wenn Sie ein wenig zusätzliche Energie und Konzentration brauchen. Ich nehme es immer, bevor ich einen Kurs gebe oder einen Vortrag halte, da es mir Selbstvertrauen gibt und mir hilft, schnell und entschlossen zu reagieren. Das Kraut ist grandios für Studenten, die Ausdauer und Konzentration für eine Prüfung benötigen.

Es ist ein Kraut, auf das man in einer schwierigen Zeit zurückgreift, wenn z. B. eine Beziehung auseinandergeht oder man die Arbeit verloren hat, insbesondere, wenn das Selbstvertrauen gelitten hat, man sich müde fühlt und das Selbstwertgefühl nachgelassen hat.

Diese Pflanze ist auch bei Kinderwunsch nützlich, dennoch sollte sie in der Schwangerschaft nicht eingenommen werden.

ANWENDUNG UND DOSIERUNG

Damiana hat einen charakteristischen, angenehm bitteren Kräutergeschmack und die getrockneten Blätter ergeben für sich genommen oder zusammen mit anderen Kräutern einen köstlichen Tee. Die Pflanze ist eine ausgezeichnete

Alternative für „Kaffee-Junkies", die ihre morgendliche Tasse für den Energieschub brauchen, aber das zittrige und aufgedrehte Gefühl nicht mögen, das Koffein verursachen kann. Die Tinktur wirkt gut, wenn Ihnen Alkohol nichts ausmacht; Sie können Damiana aber auch als loses Pulver kaufen und es in Gerichte streuen oder damit Ihre eigenen *Damiana-Krafthappen* herstellen (s. S. 139). Das Kraut ist auch in Kapselform verfügbar.

Ich empfehle eine tägliche Menge von bis zu 2–3 Tassen Tee aus je 1 Teelöffel getrockneten Blättern oder 1 Teelöffel Pulver pro Tag.

WICHTIG

Damiana ist stimulierend und kann dazu führen, dass man sich ein wenig zu angeregt fühlt, wenn man es kurz vor dem Schlafengehen nimmt; wenn Sie jedoch von seiner aphrodisierenden Wirkung profitieren wollen, ist das vielleicht genau die richtige Zeit dafür! Frauen nehmen Damiana oft zur Linderung von schmerzhaften Menstruationskrämpfen. Ziehen Sie die Pflanze bei Kinderwunsch in Betracht, sowohl wegen ihrer aphrodisierenden Eigenschaften (wenn man schwanger werden möchte, fühlt man sich nach einer Weile eventuell nicht mehr sexy), als auch wegen ihrer durchblutungssteigernden Wirkung auf die Gebärmutter. In vielen traditionellen Heilsystemen gilt ein „stagnierender" Energiefluss als einer der Gründe für Unfruchtbarkeit.

WISSENSWERT

Wer nach Mexiko reist, nimmt häufig den Likör Guaycura de Damiana mit nach Hause; er wird in einer charakteristischen Flasche verkauft, die wie der Körper einer nackten, sitzenden Frau mit üppigen Rundungen geformt ist. Die Flasche ist angeblich einer mittelamerikanischen Göttin nachempfunden, die mit Damiana in Verbindung gebracht wird. Es gibt zahlreiche Aufzeichnungen der Maya, Olmeken und später der Azteken, die das Kraut verwendet haben – nicht nur als Aphrodisiakum, sondern zur Behandlung von Krankheiten aller Art, von Kopfschmerzen bis hin zu Magenverstimmungen, Asthma und Nervenleiden.

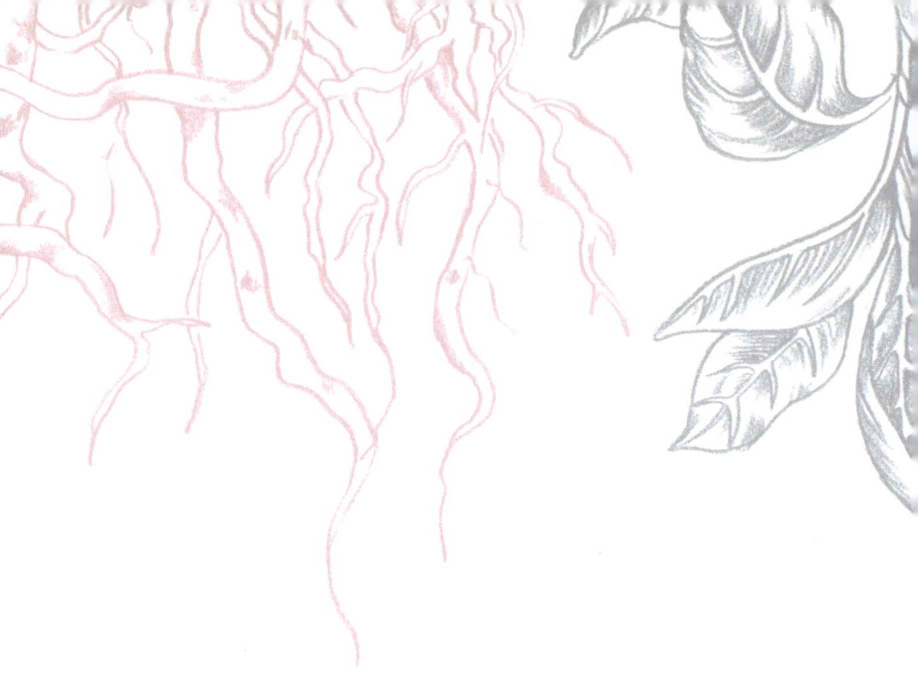

Ashwagandha

***Withania somnifera*, Schlafbeere**

Die Ashwagandha-Wurzel ist im Ayurveda, dem altindischen System der Pflanzenmedizin, hoch angesehen. Im Sanskrit bedeutet der Name so viel wie „Geruch des Pferdes". Die frische Wurzel, das muss man ehrlich sagen, riecht ein wenig nach Pferd, doch Phytotherapeuten glauben, dass die Bedeutung mehr mit der Wirkung der Heilpflanze zu tun hat, die Körper und Geist tief greifend stärkt. Ashwagandha, so könnte man sagen, macht Sie stark wie ein Pferd!

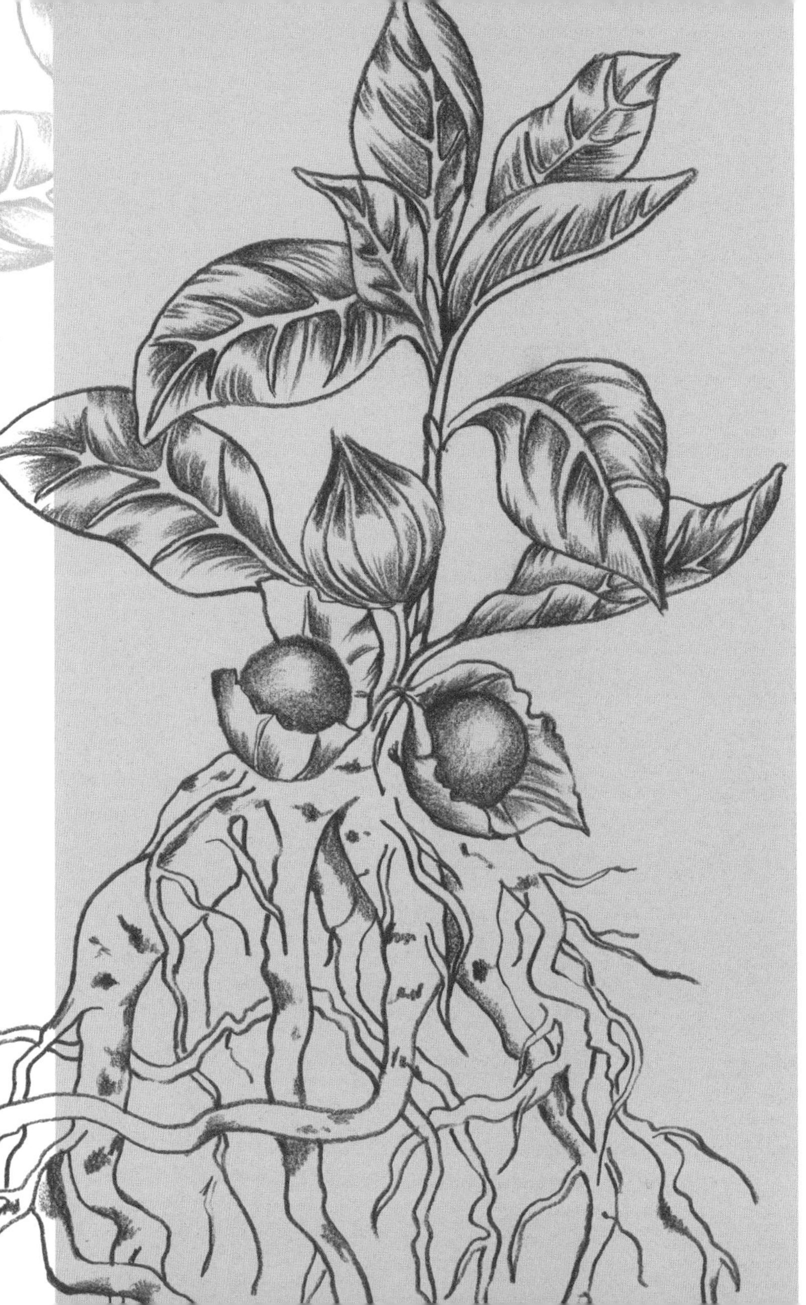

ASHWAGANDHA

Withania somnifera, Schlafbeere

Ashwagandha wird oft mit Ginseng verglichen, und obwohl es zu einer anderen Pflanzenfamilie gehört, wird es manchmal als „Indischer Ginseng" bezeichnet. Während Ginseng jedoch anregend ist, weist der wissenschaftliche Name Withania somnifera *bereits darauf hin, worin sich die Pflanze von vielen anderen Adaptogenen unterscheidet.* Somnifera *bezieht sich auf den Schlaf und dieses Heilkraut hat die einzigartige Eigenschaft zu stärken, ohne dabei anzuregen. Es kann in der Tat vor dem Schlafengehen eingenommen werden, beruhigt dann Ihren Geist, um ihn auf den Schlaf einzustimmen, stärkt gleichzeitig Ihr Hormonsystem und steigert die Abwehrkräfte. Ashwagandha ist wärmend und ein wenig trocknend.*

FÜR WEN IST ASHWAGANDHA GEEIGNET?

Ich wähle Ashwagandha, wenn ich sehe, dass jemand erschöpft, „verbraucht" ist. Es eignet sich gut, um die Erholung nach einer Krankheit zu unterstützen, wenn wieder Energie „getankt" werden muss, sowie zum Aufbau des Immunsystems. Ich halte Ashwagandha für enorm hilfreich bei nervöser Erschöpfung, insbesondere aufgrund von langfristigem psychischen Stress, wenn sich Menschen fühlen, als würde jede Nervenendigung freiliegen und „quietschen". Es ist ein großartiges Stärkungsmittel für ältere Menschen und wird mit einem langen Leben in Verbindung gebracht.

Westliche Phytotherapeuten verwenden Ashwagandha, um bei Menschen mit einer diagnostizierten Schilddrüsenunterfunktion die Verbesserung der Organfunktion zu unterstützen. Die Schilddrüse ist der Teil des Hormonsystems, der den Stoffwechsel steuert. Bei einer bestehenden Unterfunktion kommt es zu Symptomen wie Gewichtszunahme, Verstopfung, tiefer Erschöpfung und Haarausfall. Wenn Ihnen diese Symptome bekannt vorkommen, sollten Sie unbedingt einen Arzt aufsuchen; mehrere Studien konnten jedoch zeigen, dass auch Ashwagandha helfen kann. Das geschieht nicht durch die Anregung des

Körpers, der gar nicht über die Ressourcen zu einer Beschleunigung verfügt, sondern dadurch, dass es ihn tief gehend nährt, damit die Schilddrüse unterstützt und ihre Funktion sanft verbessert. Bei einer Schilddrüsenüberfunktion ist es daher natürlich nicht das richtige Adaptogen.

ANWENDUNG UND DOSIERUNG

Ashwagandha gibt es als getrocknetes Kraut, in Kapselform und als Tinktur. Wie bei jedem Kraut ist das Wissen um seine Inhaltsstoffe und seine Fähigkeiten eine Sache, doch die Wirkung eine andere. Damit es seine Wirkung entfalten kann, muss der Körper auch in der Lage sein, es zu resorbieren. In Indien wird Ashwagandha fast immer in Milch oder Ghee (geklärter Butter) zubereitet, da die Fette dazu beitragen, die aktiven Bestandteile aus der Pflanze zu lösen und dem Körper zuzuführen. Wenn Sie Milchprodukte meiden, erfüllt auch eine qualitativ hochwertige Nussmilch, in die Sie das Pulver einrühren, den Zweck, insbesondere, wenn Sie ein weiteres Fett wie Kokosöl hinzufügen, um alles Stärkende aus der Pflanze herauszuholen. Die Tinktur und Kapseln sind ebenfalls wirksam, doch es empfiehlt sich in beiden Fällen, auch sie mit etwas Fetthaltigem, etwa Nüssen, zu nehmen.

WICHTIG

Im Ayurveda wird Ashwagandha bei Kinderwunsch oft von Männern und Frauen genommen. Das liegt nicht nur daran, weil eine starke, gesunde Frau leichter schwanger wird, sondern auch, weil man annimmt, dass seine unterstützende Wirkung auf das Hormonsystem eine geringe Spermienzahl erhöht und bei Impotenz hilft.

WISSENSWERT

Ashwagandha gehört zur Familie der Nachtschattengewächse, zu der unter anderem auch die Tomate gehört. Aufgrund der attraktiven hell orangeroten Beeren wird es manchmal als Winterkirsche bezeichnet und hat, wie ihre Verwandte, die Kapstachelbeere, kleine papierartige Hüllen. Die Beeren werden nicht gegessen, doch sie sind eine interessante Ergänzung für einen Kräutergarten. Ziehen Sie die Pflanze aus Samen und ernten Sie die Wurzel am Ende des zweiten Jahres.

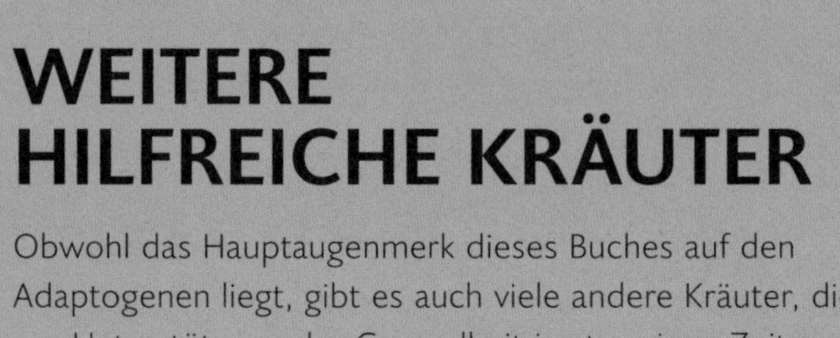

WEITERE HILFREICHE KRÄUTER

Obwohl das Hauptaugenmerk dieses Buches auf den Adaptogenen liegt, gibt es auch viele andere Kräuter, die zur Unterstützung der Gesundheit in stressigen Zeiten verwendet werden können. Phytotherapeuten stellen meist eine individuelle Mischung aus Kräutern zusammen, die sich ergänzen, um die Gesundheit auf ganzheitliche Weise zu unterstützen. Adaptogene helfen Ihrem Körper, mit den Auswirkungen von Stress fertig zu werden und potenzielle Schäden zu verringern, doch da es das *Empfinden* von Stress ist, das die Kampf-oder-Flucht-Reaktion auslöst, halte ich es für hilfreich, die Verwendung von solchen Kräutern in Betracht zu ziehen, die dazu beitragen, Stress- und Angstgefühle zu verringern.

Kräuter, die beruhigend auf das Nervensystem wirken, sind als nervenstärkend bekannt. Im Folgenden mache ich Sie mit einigen sicheren, wirksamen Kräutern bekannt, die Sie einzelnen anwenden oder mit Adaptogenen zu Ihrer eigenen Kräutermischung kombinieren können.

ECHTE KAMILLE *(Matricaria recutita)*
Mit ihrem süßen, apfelartigen Duft ist die Kamille als Kräutertee gut bekannt und überall verfügbar; man vergisst leicht, dass sie ein wirksames Heilkraut ist. Sicher und für jedes Alter geeignet (vorausgesetzt, man ist nicht allergisch gegen die Pflanzenfamilie der Korbblütler, zu der sie gehört), ist die Kamille eine großartige Wahl zur Entspannung und Erholung zu jeder Tageszeit und ergibt einen perfekten abendlichen Tee zum Einschlafen.

In stressigen Zeiten kann es eine gute Strategie sein, morgens die eher anregenden Adaptogene zu nehmen und sich vor dem Schlafengehen eine Tasse Kamillentee für eine gute Nachtruhe zu gönnen. Wenn Sie einen starken Tee machen (zum Beispiel mit 2 Teebeuteln oder 2 Esslöffeln lose Kräuter in einem Becher mit kochendem Wasser), kann er auch ein wirksames Mittel bei Spannungskopfschmerzen sein, die vom Nacken und von der Schulter ausgehen.

ZITRONENMELISSE *(Melissa officinalis)*
Die Zitronenmelisse ist leicht zu kultivieren und mit ihrem frischen Zitrusgeschmack ist sie angenehm anzuwenden. Für mich ist sie der Inbegriff des „aufheiternden" Krauts, das die Stimmung hebt und dazu beiträgt, dass man sich entspannt, sich positiv und optimistisch fühlt, ohne dass es im Geringsten sedierend wirkt.

Da sie antiviral und wie andere Mitglieder aus der Familie der Lippenblütler beruhigend auf die Verdauung wirkt, ist eine Tasse Melissentee im Winter eine großartige Sache, denn sie wehrt die Viren ab und hebt die Stimmung an düsteren Wintertagen. Wenn Sie die Pflanze für eine wohlschmeckende Tinktur kultivieren, ernten Sie die Blätter im Sommer, idealerweise vor der Blüte, und richten sich nach dem Rezept auf Seite 124. Alternativ können Sie sie zum Trocknen aufhängen, um das ganze Jahr über Tee zubereiten zu können.

HERZSPANNKRAUT *(Leonurus cardiaca)*
Wie der Name (engl. *motherwort*) schon nahelegt, hat die Pflanze eine langjährige Verbindung zur Mutterschaft. Phytotherapeuten wenden sie bei Müttern an, speziell Frauen, die gerade erst Mutter geworden sind und sich überlastet fühlen, sowie bei Männern und Frauen, die ein wenig „bemuttert" werden müssen. Ich finde, es ist ein sehr wohltuendes und beruhigendes Heilkraut. Diese Pflanze hat eine enge Verbindung zum Herzen, was der wissenschaftliche Name nahelegt (*cardiaca* heißt „das Herz betreffend") und hat sich bei Herzrasen durch Angstzustände bei einem ansonsten gesunden Herzen als hilfreich erwiesen. Herzspannkraut senkt nachweislich den Blutdruck und sogar einen hohen Cholesterinspiegel.

DAMASZENERROSE *(Rosa damascena* und andere Arten)
Die Rose wurde auch schon als eine „in der Flasche eingefangene Umarmung" bezeichnet. Sie hilft in Zeiten von Kummer und Traurigkeit und hat eine leicht antidepressive Wirkung. Besonders hilfreich kann sie während der Menopause sein oder immer dann, wenn Sie mit Ihrer Weiblichkeit in Kontakt kommen möchten. In großen Mengen kann die Rose ein wenig „seifig" schmecken, daher gebe ich nur eine Prise davon zu einem Kräutertee. Das ätherische Rosenöl wirkt auf das Nervensystem, wenn man es einatmet, daher sind einige Tropfen im Badewasser oder in einem Zerstäuber beruhigend, entspannend und stimmungsaufhellend.

PASSIONSBLUME *(Passiflora incarnata)*
Die Passionsblume sediert sanft, daher nutze ich sie tendenziell eher am Abend als Teil einer Schlafmischung. Jedoch kann die Einnahme einer kleinen Menge tagsüber bei äußerst ängstlichen Menschen den Geist und den Körper beruhigen und entspannen. Das Heilkraut hat schmerzlindernde und krampflösende Eigenschaften und kann insbesondere hilfreich bei Nervenschmerzen sowie Gürtelrose (Herpes zoster) sein.

HELMKRAUT *(Scutellaria lateriflora)*
Das Helmkraut ist mein anxiolytisches (Angst lösendes) Lieblingskraut. Ich setze es bei allgemeinen Ängsten ein sowie bei Angst vor einer bestimmten Situation, etwa einer Prüfung oder dem Sprechen in der Öffentlichkeit. Es eignet sich wunderbar zur Einnahme in der Nacht, wenn Sie wach werden und nur schwer wieder einschlafen können, denn es hilft, das angstvolle „Gedankenkarussell" zu beruhigen, das sich nutzlos immerzu im Kreis dreht, ohne dass es eine Lösung gibt. Das Helmkraut kann zu jeder Tageszeit problemlos mit Adaptogenen oder anderen nervenstärkenden Kräutern kombiniert werden.

VERBENE *(Verbena officinalis)*
Die Verbene – oder Eisenkraut – ist nicht zu verwechseln mit der Zitronenverbene. Eisenkraut ist ein beliebter Kräutertee in Frankreich, wo er *vervain*, also Verbene, genannt wird. Die Pflanze hat einen leicht bitteren Geschmack, daher wird sie oft mit Minze oder anderen aromatischen Kräutern gemischt. Eisenkraut ist besonders hilfreich bei Menschen, bei denen sich Stress in steifen, angespannten Muskeln äußert, denn es löst Spannungen, insbesondere im Oberkörper.

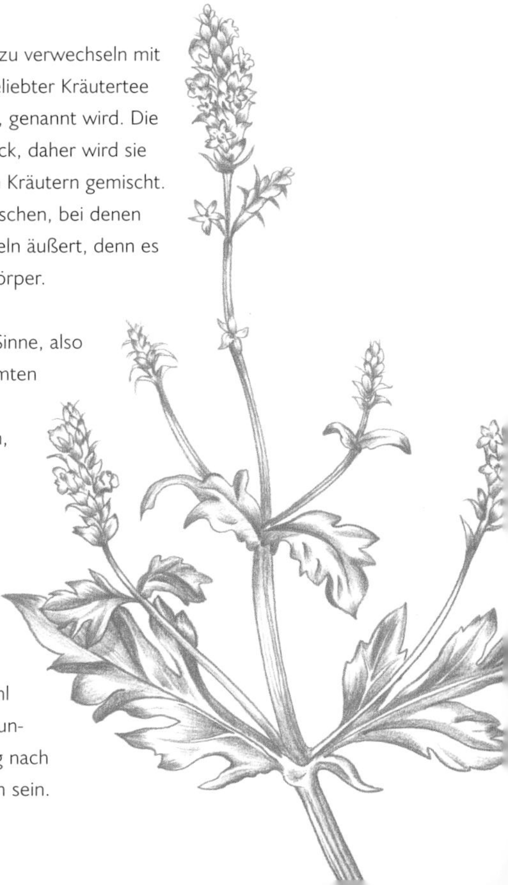

Denke ich an Kräuter im „energetischen" Sinne, also in ihrer besonderen Beziehung zu bestimmten Lebensphasen, halte ich Eisenkraut für äußerst unterstützend bei allen Menschen, die eine Periode des Übergangs durchmachen. Große Veränderungen – sowohl im positiven Sinne, etwa eine Heirat, die bevorstehende Elternschaft oder ein Umzug, als auch Herausforderungen wie eine Scheidung, der Verlust des Arbeitsplatzes oder Kummer – erzeugen immer Stress. Weil die Verbene das Gefühl erleichtert, mit dem der Körper Veränderungen wahrnimmt, kann sie meiner Meinung nach unter solchen Umständen äußerst hilfreich sein.

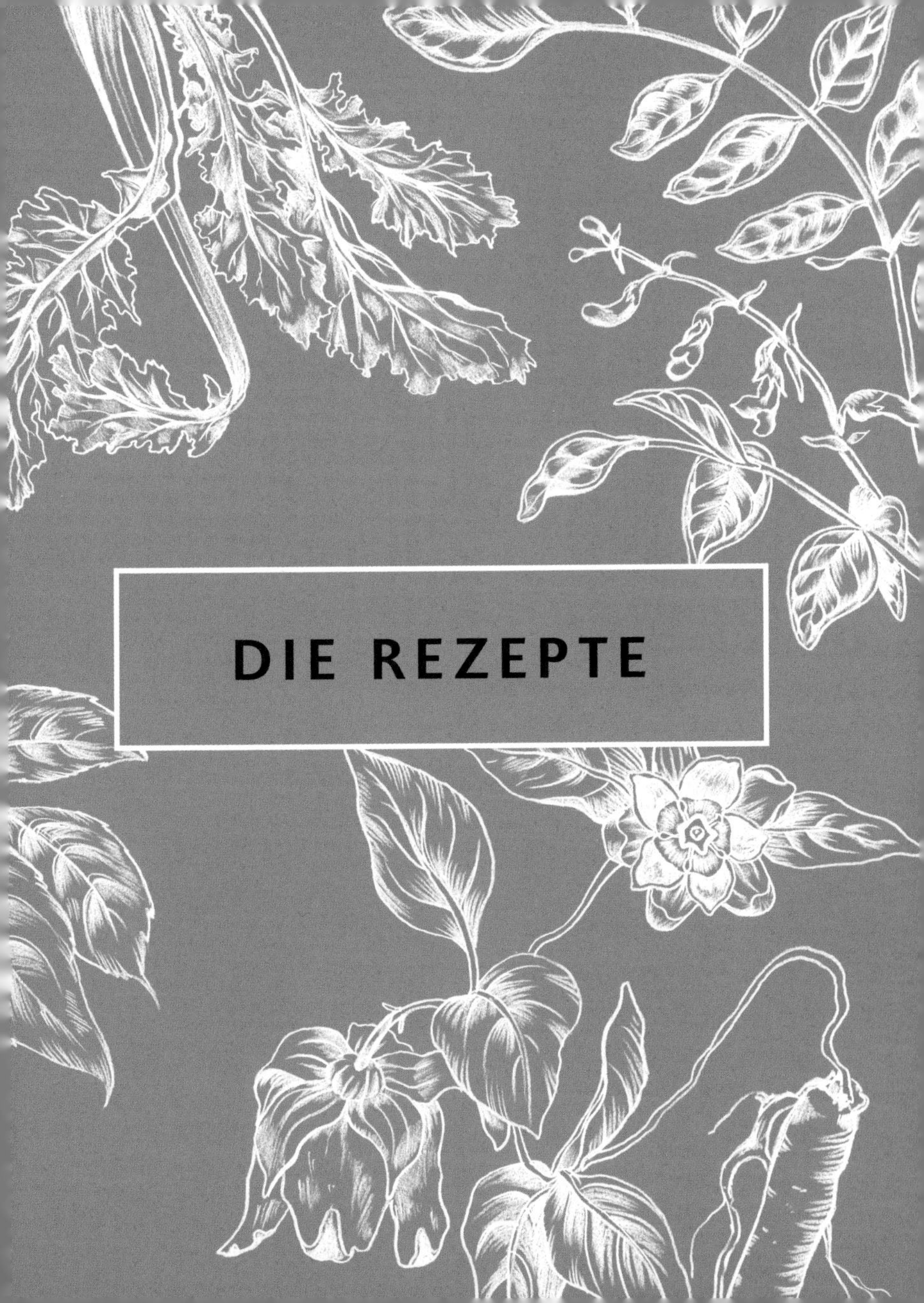

DIE REZEPTE

ANMERKUNG ZU DEN REZEPTEN

Diese Rezepte sind als Beginn Ihrer kulinarischen Reise durch die wunderbare Welt der Adaptogene gedacht. In den meisten Fällen können Sie verschiedene Kräuter ersetzen oder auch weitere dazunehmen, um Ihre eigenen Heilkräuterrezepte zu kreieren.

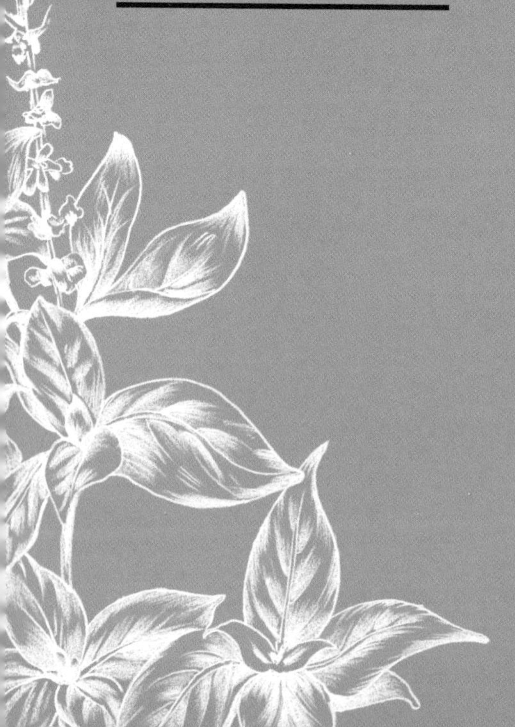

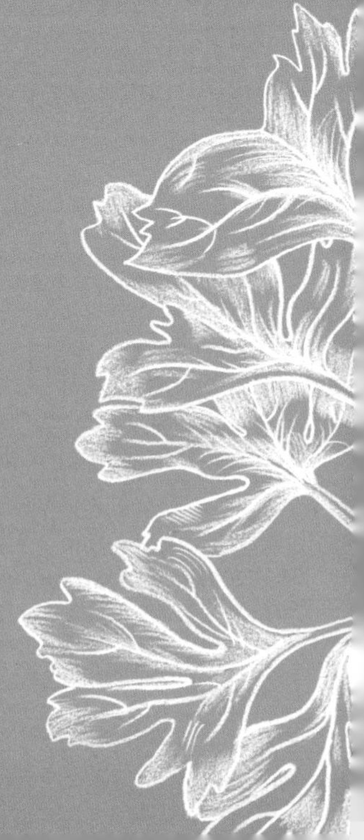

AUSSTATTUNG

Wahrscheinlich haben Sie schon alle „Gerätschaften" in Ihrer Küche, die Sie für die Zubereitung der Rezepte in diesem Buch benötigen, z. B. Messlöffel, Mixer und Sieb. Das Rezept für *Rosmarin-Aromawasser* auf Seite 154 erfordert eine besondere Ausstattung, wobei Sie aber mit den Gegenständen improvisieren können, die Sie wahrscheinlich schon haben – so wie ich es auch gemacht habe.

Sollten Sie noch keinen Mixer haben, lohnt sich die Anschaffung eines hochwertigen Gerätes, um sämige Smoothies zuzubereiten und das Beste aus all Ihren Zutaten herauszuholen. Ich habe mir ein Gerät aus der oberen Preisklasse geleistet, der ein großes Fassungs- und Leistungsvermögen hat und auch die härtesten Zutaten im Handumdrehen zerkleinert, sowie einen kleineren, der günstiger, aber trotzdem stark ist.

ZUBEREITUNG VON KRÄUTERTEE

Teeaufgüsse wirken am besten, wenn sie mit Blättern und Blüten zubereitet werden. Das könnte nicht einfacher sein: Geben Sie Ihre frischen oder getrockneten Kräuter in eine Teekanne, übergießen Sie sie mit fast kochendem Wasser und lassen Sie den Aufguss ziehen. Ich nehme meist 1–2 Esslöffel Kräuter pro 250 ml (1 Tasse) heißes Wasser. Setzen Sie dann gleich den Deckel auf die Kanne – das ist bei aromatischen Kräutern wichtig, denn sonst entweichen einige der flüchtigen Kräuterbestandteile mit dem Dampf. Um Ihre Kräuter optimal auszunutzen, müssen Sie sie lange genug ziehen lassen, damit die adaptogenen und anderen Wirkstoffe in das heiße Wasser übergehen können. Ich veranschlage dafür meist mindestens 10 Minuten, bevor ich den Tee abseihe und trinke. Abgeseihte Teeblätter können Sie zu Ihrem Bio-Abfall geben – eventuell nach einem zweiten Aufguss.

ZUBEREITUNG EINES ABSUDS *(Dekokt)*

Viele Adaptogene sind als Wurzeln erhältlich, die im getrockneten Zustand hart sein können, sodass sich all die guten Wirkstoffe für einen normalen Kräutertee nur schwer extrahieren lassen. Dasselbe gilt auch für Beeren und Pilze. In diesen Fällen bereite ich einen Absud zu, was im Wesentlichen ein „gekochter" Tee ist.

Diese Vorgehensweise eignet sich am besten für die Zubereitung von Tee aus harten Zutaten wie getrockneten Wurzeln, Samen und Beeren. Geben Sie 1–2 Esslöffel davon und 750 ml (3 Tassen) kaltes Wasser in einen Topf mit Deckel. Stellen Sie ihn bei mittlerer Hitze auf den Herd. Ganz kurz bevor das Wasser zum Kochen kommt, sobald sich kleine Wasserblasen auf der Oberfläche bilden, schalten Sie die Temperatur zurück, sodass das Wasser nur noch köchelt und legen den Deckel auf. Lassen Sie die Mischung 10–15 Minuten köcheln. Prüfen Sie die Beschaffenheit des Kochgutes – Wurzeln sollten weich, Beeren angeschwollen und kurz vor dem Platzen sein. Sind sie noch nicht so weit, lassen Sie es zugedeckt noch ein wenig länger köcheln, bis das Ergebnis stimmt. Zerdrücken Sie sie dann kräftig mit einem Kartoffelstampfer oder der Rückseite eines Löffels. Jetzt können Sie den Tee abseihen und trinken. Je nachdem, was Sie verwenden, sind etwa 100 ml (ca. ½ Tasse) eine gute Menge.

Soll der Auszug stärker sein, lassen Sie die Kräuter im Wasser, decken den Topf zu und stellen ihn zur Seite, bis der Absud ganz ausgekühlt ist. Dann seihen Sie die Flüssigkeit ab und entsorgen die Kräuter. Normalerweise nimmt man von einem Dekokt dieser Stärke 1–2 Esslöffel täglich. Für einen noch stärkeren Auszug erhitzen Sie den Topf mit der ausgekühlten und abgeseihten Flüssigkeit wieder und lassen sie unbedeckt leicht simmern, bis die Flüssigkeit um die Hälfte eingekocht ist. Bei dieser stärkeren Zubereitung ist 1 Esslöffel täglich eine gute Dosis.

Dekokte halten im Kühlschrank etwa 48 Stunden. Möchten Sie sie länger aufheben, können Sie etwa Alkohol hinzufügen und haben dann eine abgekochte Tinktur (s. u.), oder Sie erwärmen die Flüssigkeit und rühren die gleiche Menge Honig hinein; das ergibt einen Honigsirup, der mehrere Wochen haltbar ist. Alternativ können Sie Ihre Abkochung auch in Eiswürfelbehältern einfrieren.

ZUBEREITUNG EINER TINKTUR

Bei industriell hergestellten Tinkturen wird mit sehr exakten Methoden gearbeitet, damit Produkte mit einer genauen Kräutermenge angeboten werden können. Die traditionelle Herstellung, wie man sie aus der Volksmedizin kennt, funktioniert jedoch gut und liefert Ihnen mit sehr wenig Aufwand eine wirksame Tinktur. Selbst aus einer geringen Menge eines Krautes lässt sich eine wirksame Kräutertinktur machen. Verwenden Sie frische oder getrocknete Kräuter und den Alkohol, den Sie, egal in welcher Stärke, gerade zur

Hand haben. Ich nehme meist Wodka von ordentlicher Qualität, den ich zu einem moderaten Preis im Supermarkt bekomme. Da bei der eigenen Herstellung eher das Volumen des Krautes als sein Gewicht eine Rolle spielt, variieren die Mengen, je nachdem, welche Pflanze Sie verwenden – manche Kräuter sind leicht und locker, andere dagegen dichter. Am einfachsten ist es, wenn Sie sich nach Ihrem Augenmaß richten. Wählen Sie ein Gefäß, das Ihre Kräuter höchstens zu zwei Dritteln füllen.

Bereiten Sie sie dann vor: Frische Kräuter können in Scheiben geschnitten und gehackt werden, trockene Blätter und Blüten können Sie auch hacken, doch Wurzeln und Samen werden am besten in einem Mörser bearbeitet. Dann geben Sie sie in ein sauberes Gefäß und gießen den Wodka darüber, bis sie ganz bedeckt sind und der Alkohol deutlich sichtbar etwa 2,5 cm darübersteht. Wenn sie nach oben schwimmen, können Sie sie mit einem kleinen – sehr sauberen – Glas oder einem Unterteller unten halten.

Lassen Sie das Glasgefäß zwei Wochen lang an einem kühlen, dunklen Ort stehen. Idealerweise ist das an einer Stelle, an der Sie regelmäßig vorbeigehen, sodass Sie das Gefäß täglich ein wenig schütteln können. Nach der Ziehzeit gießen Sie die Tinktur über ein mit einem Mulltuch oder einem sauberen Küchentuch ausgelegtes Sieb ab.

Füllen Sie sie in dunkle Glasflaschen ab und vergessen Sie nicht, jede mit einem Etikett zu versehen, auf dem der Pflanzenname und das Herstellungsdatum stehen. An einem kühlen, dunklen Ort halten Ihre Tinkturen mehrere Jahre; Sie brauchen sie nicht in den Kühlschrank zu stellen.

Höchstmögliche Menge an Wirkstoffen extrahieren

Wenn Sie einen leistungsstarken Mixer haben, können Sie den Herstellungsprozess einer Tinktur beschleunigen und mehr Wirkstoffe aus den Kräutern extrahieren, wenn Sie die Kräuter mit dem Wodka in den Mixer geben und sie kurz durchmixen, bevor Sie das Ganze in das Gefäß füllen und wie angegeben mazerieren, also auslaugen, lassen.

Tipp: Eine wirklich harte Wurzel könnte die Messer Ihres Mixers beschädigen, daher wäre es vielleicht besser, in einem solchen Fall eine abgekochte Tinktur herzustellen – das Rezept für eine Abgekochte *Schisandra-Tinktur* finden Sie auf Seite 149; sie können es für andere getrocknete Beeren und Wurzeln entsprechend anpassen.

ASHWAGANDHA-SCHLAFTRUNK MIT MILCH

Der Schlaf gehört oft zu den ersten Dingen, die stressigen Zeiten zum Opfer fallen, denn wenn Sie schlecht schlafen, sind Sie tagsüber müde, und das kann zu noch mehr Ängsten führen, die sich wiederum negativ auf den Schlaf auswirken. Und ausgerechnet nachts sind die körpereigenen Heil- und Reparaturmechanismen am Werk, daher ist der Schlaf in Stressphasen noch wichtiger. Ashwagandha wird in diesem Schlaftrunk dank der Fette in der Milch leicht resorbiert und erfüllt zwei Aufgaben – seine beruhigenden Eigenschaften verhelfen Ihnen zu erholsamem Schlaf, gleichzeitig werden Nerven-, Hormon- und Immunsystem gestärkt.

ERGIBT 1 PORTION

1 Becher (etwa 300 ml) vollfette tierische Milch oder Nussmilch (s. folgendes Nussmilch-Rezept)

1 Teelöffel Ashwagandha-Pulver

¼ Teelöffel Zimt, gemahlen

½ Teelöffel Kokosöl (wenn Sie Nussmilch verwenden)

einige Tropfen Vanille-Essenz nach Geschmack (optional)

Honig nach Geschmack (optional)

1. Die Milch zusammen mit Ashwagandha und Zimt sowie Kokosöl (wenn Sie Nussmilch verwenden) in einen kleinen Topf geben. Die Mischung bei geringer Temperatur langsam unter häufigem Rühren bis kurz vor dem Kochpunkt erhitzen. Das Pulver löst sich nicht auf, verteilt sich jedoch gut in der Milch.
2. Den Topf von der Platte nehmen und ein wenig Vanille-Essenz und/oder Honig nach Geschmack hinzufügen. Sofort servieren.

SHATAVARI-MACADAMIA-MILCH

Ich bereite gerne verschiedene Arten von Nussmilch zu, und Mandeln sowie Cashewnüsse sind zwei meiner Favoriten. Ihre Konsistenz ist weich und cremig, und wenn Sie einen leistungsstarken Mixer haben, können Sie sich das Abseihen vor dem Trinken sparen. Einfach genial! Adaptogene in Pulverform lassen sich gut in Nussmilch einrühren, und dieses Rezept eignet sich ebenso gut für die Zubereitung mit Ashwagandha-Pulver, das wie Shatavari am besten zusammen mit Fett resorbiert wird. Trinken Sie die Milch pur oder nehmen Sie sie als Grundlage für Smoothies und für jedes Rezept, bei dem Sie Milch verwenden würden. Sie können sie bis zu vier Tage im Kühlschrank aufbewahren. Dieses Rezept können Sie genauso gut mit Mandeln, Cashewnüssen oder Haselnüssen zubereiten; wenn Sie eine dieser härteren Nüsse verwenden (oder keinen leistungsstarken Mixer haben), sollten Sie sie lieber abseihen.

ERGIBT 1 LITER

170 g ungesalzene rohe Macadamianüsse

850 ml gefiltertes kaltes Wasser

2 Datteln, entsteint

1 Teelöffel Shatavari-Pulver

½ Teelöffel Zimt, gemahlen

½ Teelöffel Vanille-Essenz

1 Prise Meersalz

1. Die Macadamianüsse 1–2 Stunden in kaltem Wasser einweichen (das ist nicht unbedingt erforderlich, aber dadurch wird die Bioverfügbarkeit der Nährstoffe in den Nüssen erhöht).
2. Die Nüsse abgießen, spülen und zusammen mit den anderen Zutaten in einen Mixer geben. Bei hoher Geschwindigkeit verarbeiten, bis keine Stückchen mehr sichtbar sind – wie lange das dauert, hängt von der Stärke des Mixers ab. Eventuell zwischendurch einen Löffel davon probieren, ob die Beschaffenheit cremig genug ist; den Mixer bei Bedarf noch länger laufen lassen. Ein wenig Struktur bleibt erhalten; soll die Milch ganz sämig sein, wird sie über ein mit einem Mulltuch ausgelegtes Sieb abgeseiht.

SAFTIGER BACOPA-SMOOTHIE

Die Aromen in diesem Getränk für die „innere Reinigung" tragen dazu bei, den bitteren Geschmack von Bacopa zu überdecken. Wenn Sie ihn morgens trinken, macht er Sie wach und erhöht die Aufmerksamkeit und die Konzentration für den bevorstehenden Tag. Die Verwendung von Ingwer ist hier optional, doch mir gefällt, wie dies den kühlenden Charakter der anderen Zutaten ausgleicht. Vergessen Sie nicht, dass der Saft viel Gutes aus Obst und Gemüse enthält, aber die Ballaststoffe zu kurz kommen, die für eine gute Verdauungsleistung unerlässlich sind. Trinken Sie also Säfte und abgeseihte Smoothies zusätzlich zu dem Obst und Gemüse, das Sie für die zusätzliche Versorgung mit pflanzlicher Nahrung zu sich nehmen.

ERGIBT 1–2 PORTIONEN

250 ml gefiltertes Wasser oder Kokoswasser

1 Apfel, entkernt und zerkleinert

1 Karotte, zerkleinert

1 Stange Sellerie

2 cm frische Ingwerwurzel (optional)

1 Teelöffel Bacopa-Tinktur oder ½ Teelöffel Bacopa-Pulver (wahlweise das Pulver von 2 Bacopa-Kapseln)

eine gute Handvoll frisches grünes Blattgemüse wie Grünkohl, Salat, Spinat oder selbst gesammeltes Wildgemüse

8 große Stücke gefrorene Mango

1 Esslöffel gefrorene Heidelbeeren

1. Alle Zutaten mit Schale (Ausnahme: Ingwer) in einen leistungsstarken Mixer geben und zu einer sämigen Masse verarbeiten. Dieser Smoothie verliert gerne seine Konsistenz, wenn er zu lange steht, daher sollte er sofort getrunken werden. Soll er als Saft getrunken werden, wird die Flüssigkeit einfach vorher über ein mit einem Mulltuch ausgelegtes Sieb abgegossen.

TIPP

Fruchtige Süße

Das gefrorene Obst sorgt für ein wenig Süße, um dem bitteren Geschmack von Bacopa entgegenzuwirken. In meinem Rezept habe ich Mango und Heidelbeeren vorgeschlagen, aber Sie können jedes Obst verwenden, dass Sie zur Hand haben. Wenn Sie frisches Obst nehmen, geben Sie einige Eiswürfel dazu. Sie können auch ohne Weiteres etwas Honig oder Ahornsirup hinzufügen, um zu süßen.

SCHOKOLADEN-KIRSCH-SMOOTHIE MIT MACA-PULVER

Kirschen und Schokolade – das ist ein Klassiker und eine köstliche Kombination. Ich mache diesen Shake mit Mandelmilch, die ihre eigene zuckerfreie Süße einbringt, doch Sie können auch tierische Milch oder eine andere Nussmilch verwenden. Mit einer ordentlichen Portion Maca für Energie und Ausdauer sowie den gesunden Fetten der Avocado ist das ein ausgezeichnetes Frühstück, wenn es morgens schnell gehen muss, das Sie bis zum Mittagessen gut versorgt. Roher Kakao schmeckt nicht nur schokoladig und sättigt, er steckt auch voller antioxidativer Polyphenole und anderer Mikronährstoffe, einschließlich Magnesium, das für eine gute Muskelfunktion, guten Schlaf und für die Verdauung unerlässlich ist. Kirschen enthalten viele antioxidative Anthocyane und Melatonin, das den Schlafrhythmus steuert. Traditionell wurde diese Frucht gegen Muskel- und Gelenkentzündungen verwendet.

ERGIBT 1 PORTION

250 ml tierische Milch oder Nussmilch

200 ml Kirschsaft, vorzugsweise von der Sauerkirsche (s. Tipp)

1 Esslöffel rohes Kakaopulver

½ Banane

½ reife Avocado

1 Teelöffel Maca-Pulver

3–4 große Stücke gefrorene Mango

1. Alle Zutaten in den Mixer geben und bei hoher Geschwindigkeit zu einer sämigen und cremigen Masse verarbeiten. Sofort servieren.

TIPP

Ersatz für Kirschsaft

Wenn Sie keinen Kirschsaft bekommen, können Sie 5–6 gefrorene Kirschen verwenden und den Milchanteil auf 400 ml erhöhen.

TULSI-TEE

Tulsi, das Königsbasilikum, ergibt einen köstlichen, duftenden und erfrischenden Kräutertee, da das feine Aroma der Blätter gut in das Wasser übergeht. Ich verwende sehr gerne frische Blätter, doch getrocknete eignen sich genauso. Auch mit anderen Adaptogenen kann man einen guten Teeaufguss zubereiten. Auf die gleiche Weise und mit den gleichen Mengen können Sie es mit Damiana, Gotu Kola, Weißdorn (Blätter und Blüten), Rosmarin und Salbei versuchen. Alle Kräuter auf den Seiten 117–119 eignen sich ebenfalls gut für die Zubereitung von Tee.

ERGIBT 1 PORTION

Eine kleine Handvoll frische oder 2 Teelöffel getrocknete Tulsi-Blätter

350 ml fast kochendes gefiltertes Wasser

1. Kräuter in ein für die Teezubereitung vorgesehenes Behältnis (Teekanne, Becher o. Ä.) geben. Mit dem fast kochenden Wasser aufgießen. Zudecken und zehn Minuten ziehen lassen. Abseihen und genießen!

TIPP

Lose Kräuter oder Teebeutel

Aus zwei Gründen verwende ich lieber lose Kräuter als Teebeutel. Zum einen sind die Kräuter in Teebeuteln meist sehr stark zerkleinert, das heißt, sie büßen ziemlich schnell an Frische ein, und zweitens können sie im Teebeutel nicht so gut vom Wasser umspült werden, sodass all die guten Inhaltsstoffe nicht in vollem Umfang herausgezogen werden können. Sie sind jedoch praktisch; wenn Sie also lieber Teebeutel verwenden, lassen Sie sich nicht von mir davon abhalten – achten Sie aber auf eine luftdichte Lagerung in einem gut verschließbaren Gefäß und schwenken Sie sie einige Male in der Tasse, damit sie gut durchtränkt werden. Wenn Sie viel Tee trinken, lohnt sich die Anschaffung einer eigenen hübschen Teekanne oder eines Bechers, doch Sie brauchen keine speziellen Gerätschaften – eine Stempelkanne (wie für den Kaffee) oder einfach ein Messbecher mit Deckel und ein Teesieb gehen genauso.

ABGEKOCHTER REISHI-TEE

Den getrockneten Reishi-Pilz gibt es in dicken, harten Scheiben, die lange gekocht werden müssen, bis die faserigen Zellwände aufgebrochen sind und ihre guten Inhaltsstoffe freigeben. Dasselbe gilt auch für rohes Reishi-Pulver. Mit einem Schongarer oder einem Topf auf dem Herd bei geringer Hitze ist das ganz einfach. Das folgende Rezept ergibt eine ganze Menge Tee. Er hält sich bis zu drei Tagen im Kühlschrank, Sie können ihn aber auch in kleinen Behältern einfrieren. Als Alternative halbieren Sie einfach das Rezept.

ERGIBT 900 ML

Etwa 12 Scheiben Reishi oder 3 Esslöffel rohes Reishi-Pulver

1,2 l gefiltertes kaltes Wasser

1. Bei der Zubereitung auf dem Herd werden Reishi und Wasser in einen großen Topf mit gut schließendem Deckel gegeben. So lange erhitzen, bis der Kochpunkt fast erreicht ist, dann den Deckel aufsetzen und die Hitze reduzieren, sodass es nur noch köchelt.
2. Drei Stunden sanft köcheln lassen; danach riecht die Mischung kräftig nach Pilzen und die Reishi-Scheiben sollten weich sein. Wenn nicht, weitere 30 Minuten zugeben. Regelmäßig überprüfen, dass der Tee nicht kocht oder zu viel Wasser verdampft – in dem Fall ein wenig zugießen.
3. Im Topf auskühlen lassen, dann abseihen und genießen. Er kann pur getrunken oder unter Smoothies oder andere Gerichte gemischt werden. Die tägliche Menge beträgt 100 ml.
4. Bei Verwendung eines Schongarers bleibt Reishi bei geringer Temperatur 6–8 Stunden darin. Im Garer auskühlen lassen, vor dem Trinken oder der Verwendung in anderen Rezepten abseihen.

VEGANER REISHI-FOND

Durch Zugabe weiterer Zutaten können Sie aus dem vorigen Rezept einen vielseitig verwendbaren und nahrhaften Fond zubereiten. Fügen Sie ruhig andere getrocknete adaptogene Wurzeln wie Ashwagandha oder Astragalus hinzu.

ERGIBT 900 ML

1,2 l gefiltertes kaltes Wasser

etwa 12 Scheiben Reishi-Pilz oder 3 Esslöffel rohes Reishi-Pulver

5 cm frische Ingwerwurzel in Scheiben

1 kleiner Zweig frischer oder ½ Teelöffel getrockneter Thymian

1 Zwiebel, geviertelt

6 schwarze Pfefferkörner

2 Karotten, geviertelt

1 Stange Sellerie, geviertelt

2 Lorbeerblätter (frisch oder getrocknet)

½ Teelöffel Salz

1. Das Wasser mit den anderen Zutaten in einen großen Topf mit gut schließendem Deckel geben. Bis kurz vor dem Kochpunkt erhitzen, dann zudecken und die Hitze reduzieren, sodass es nur noch langsam köchelt.
2. Drei Stunden sanft köcheln lassen; danach riecht die Mischung kräftig nach Pilzen und die Reishi-Scheiben sollten weich sein. Wenn nicht, weitere 30 Minuten zugeben. Regelmäßig überprüfen, dass der Fond nicht kocht oder zu viel Wasser verdampft – in dem Fall ein wenig zugießen.
3. Auskühlen lassen und vor der Verwendung abseihen. Der Fond ist im Kühlschrank bis zu drei Tagen, eingefroren bis zu einem Monat haltbar. Diesen Fond genauso verwenden wie die Brühe im folgenden Rezept.

HÜHNERBRÜHE MIT ASTRAGALUS UND REISHI ALS KICK FÜRS IMMUNSYSTEM

Viele Kulturen schätzen die heilkräftigen Eigenschaften einer reichhaltigen, nahrhaften Knochenbrühe. Diese hat die zusätzlichen immunstärkenden Kräfte von Astragalus und des Reishi-Pilzes, die der Brühe ein intensives Aroma von umami *(der „5. Geschmacksrichtung") geben. Sie können Sie pur trinken oder als Grundlage für Suppen und Eintöpfe verwenden. Versuchen Sie auch, ein köstliches und gesundes Gericht mit Fertignudeln daraus zu machen (s. Tipp).*

ERGIBT 1¾ L BRÜHE ODER ETWA 900 ML KONZENTRIERTEN FOND

1 Karkasse vom Huhn oder etwa 500 g Hühnerschenkel und -flügel

2 l Wasser

3 cm frische Ingwerwurzel, zerkleinert

1 große Zwiebel, geviertelt

3 Gewürznelken

8 schwarze Pfefferkörner

1 Lorbeerblatt

30 g getrocknete Astragalus-Wurzel oder 2 Esslöffel Astragalus-Pulver

1 Esslöffel Reishi-Pulver

1 Stange Sellerie, zerkleinert

2 Karotten, grob zerkleinert

1. Alle Zutaten in einen großen schweren Topf geben. Alles zum Kochen bringen und den Schaum abschöpfen, der sich an der Oberfläche bildet. Deckel auflegen und die Hitze reduzieren, sodass die Flüssigkeit gerade noch köchelt.
2. 3–4 Stunden köcheln lassen, bis alles weich ist. Gelegentlich prüfen, dass die Brühe nicht kocht oder zu stark verdampft; in diesem Fall etwas Wasser nachfüllen.
3. Die Brühe im Topf auskühlen lassen, dann gut abseihen. Beim Auskühlen bildet sich eine feste Fettschicht auf der Oberfläche, die man abnehmen oder in der Brühe belassen kann, die dann reichhaltiger ist. Sie kann als Fond verwendet, pur serviert oder weiter konzentriert werden
4. Zur weiteren Konzentration die abgeseihte Brühe in den Topf zurückschütten und offen köcheln lassen, bis die Mischung um etwa die Hälfte reduziert ist.
5. Dieses Rezept eignet sich naturgemäß hervorragend für den Schongarer. Einfach alle Zutaten hineingeben, bei geringer Temperatur 8 Stunden darin lassen, dann

abseihen und als Fond verwenden oder als Brühe servieren. Im Schongarer kocht die Brühe nicht ein, also ergibt das Rezept eine größere Menge. Soll sie konzentriert werden, wird sie nach dem Abseihen in einen Topf gegossen und wie oben beschrieben reduziert.

6. Der Fond hält im Kühlschrank 3–4 Tage. Alternativ kann man ihn einfrieren und bis zu 2 Monate lagern.

TIPP

Gesunde Fertignudeln

1. Etwa 350 ml Brühe mit einigen Handvoll zerkleinertem Gemüse nach Wahl, etwa Karotten, Sellerie, grüne Bohnen und Erbsen, in einen Topf geben. Ein 2 cm großes Stück zerkleinerte frische Ingwerwurzel hinzufügen. Sanft erhitzen, aber nicht zum Kochen bringen, und das Gemüse bissfest garen. Eine Handvoll blättrig geschnittene Pilze, ebenfalls nach Wahl, sowie beliebiges Grüngemüse (Grünkohl, Pak Choi oder gefrorener Spinat) dazugeben. Ein bis zwei Minuten garen, bis das Grüngemüse zusammengefallen ist.
2. Topf von der Platte nehmen und eine Handvoll getrocknete Reisnudeln hinzufügen. (Ich mag am liebsten die glatten, flachen nach Thai-Art.) Deckel auflegen und, je nach Größe der Nudeln, 2–4 Minuten ziehen lassen (Kochanweisung beachten). In eine Schüssel geben, Sojasoße nach Geschmack dazu geben und genießen!

MIKES WÜRZIGE ROTE-LINSEN-SUPPE MIT KURKUMA

Durch die proteinreichen Linsen wird die wärmende Suppe meines Mannes zu einer vollständigen Mahlzeit. Manchmal bekommt man frische Kurkuma in guten Supermärkten und Asia-Länden, wenn sie Saison hat. Statt des Kurkumapulvers zerkleinert man ein etwa daumenlanges Stück und gibt es mit dem Ingwer dazu.

ERGIBT 4–5 PORTIONEN

1 Esslöffel Kokosöl

1 Zwiebel, grob zerkleinert

1 Teelöffel Senfkörner

200 g getrocknete geschälte rote Linsen, gespült und abgegossen

1 daumengroßes Stück frische Ingwerwurzel, geschält und fein zerkleinert

3 Knoblauchzehen, gehackt

4 Tomaten, geschält und geviertelt (oder 400 g geschälte Tomaten aus der Dose)

2 kleine rote Chilis, entkernt und zerkleinert

½ Teelöffel Chilipulver

2 Teelöffel Kurkuma, gemahlen

1 l Gemüsefond (bzw. Hühnerbrühe, s. S. 133, oder Reishi-Fond, s. S. 132)

Salz und schwarzer Pfeffer nach Geschmack

1. Das Öl in einem mittelgroßen Topf bei unterer Mittelhitze erwärmen. Die zerkleinerte Zwiebel zugeben und etwa 5 Minuten langsam garen lassen, bis sie weich ist, ohne zu bräunen.
2. Senfkörner hinzugeben und 1–2 Minuten garen, bis die Körner zu platzen beginnen.
3. Linsen, Ingwer, Knoblauch, Tomaten, zerkleinerte Chilis, Chilipulver, Kurkuma und ein wenig Pfeffer einrühren, mit dem Fond aufgießen und zum Kochen bringen. Mit einem Löffel den Schaum auf der Oberfläche abnehmen. Auf niedrige Temperatur herunterschalten, Salz einrühren, den Deckel auflegen und etwa 20 Minuten unter gelegentlichem Rühren sanft köcheln lassen, bis die Linsen zu zerfallen beginnen.
4. Topf von der Platte nehmen, mit einem Pürierstab kurz durchrühren und sofort servieren. Falls gewünscht, auf jede Portion einen Klecks Joghurt setzen, gehackte frische Korianderblätter darüberstreuen und mit frischem Naan-Brot servieren.

GEBRATENE SALBEIBLÄTTER

Salbei hat ein so kräftiges Aroma, dass Sie für Ihre Gerichte nur sehr wenig davon brauchen. Die Italiener braten getrocknete Salbeiblätter, damit sie milder schmecken, und verwenden sie als schmackhafte Garnierung für Fleisch-, Suppen-, Nudel- und Eiergerichte; sie schmecken aber auch köstlich als Snack zwischendurch. Wenn Sie möchten, können Sie sie vor dem Braten in einen einfachen Ausbackteig tauchen: 100 ml ihres Lieblingsbiers (oder einfach mit Sprudelwasser), 125 g Mehl und 1 Teelöffel Backpulver gut verrühren. Die Variante ohne Teig geht schnell und ist glutenfrei.

ERGIBT 20–30 BLÄTTER, JE NACH GRÖSSE DES BUNDES

1 Bund Salbeiblätter (je größer die Blätter, desto besser das Ergebnis)

Olivenöl zum Braten

1–2 Teelöffel Fleur de Sel oder feines Meersalz

1. Ein Backblech mit Papiertüchern auslegen.
2. Den Salbei gut schütteln, wenn er aus dem Garten kommt, um Ungeziefer zu entfernen. Vorsichtig spülen und abtrocknen. Blätter nicht zu knapp von den Stängeln abschneiden, ein kleines Stück darf bleiben. Abgeschnittene Stängel wegwerfen.
3. Eine dünne Schicht Olivenöl in eine Pfanne oder in den Wok geben und bei mittlerer Temperatur erhitzen.
4. Es muss rasch gearbeitet werden, da die Salbeiblätter nach etwa 30 Sekunden knusprig werden. Wenn sie anbrennen, schmecken sie bitter. Die Blätter mit einer Küchenzange vorsichtig einzeln in das Öl geben und darauf achten, dass sie nicht aufeinanderliegen. Sobald sich ein Blatt aufrollt und knusprig wird, auf das Backblech legen, bis alle Blätter gebraten sind.
5. Salz nach Gusto darüberstreuen, dadurch wird das Aroma der gebratenen Kräuter verstärkt. Sofort zum Garnieren verwenden oder abkühlen lassen und in einem luftdichten Gefäß bis zu drei Tage im Kühlschrank lagern.

ADAPTOGENER HUMUS

Humus, die orientalische Paste, ist allgemein beliebt und wunderbar vielseitig verwendbar – als Dip mit frischem Gemüse, zu Wraps und Sandwiches oder in Pittataschen. Da Astragalus (abwehrsteigernd und nahrhaft) und Ashwagandha (beruhigend) neutral schmecken, kämen Sie niemals auf die Idee, dass ich diese beiden Kräuter hinzugegeben habe, um dem klassischen Rezept eine adaptogene Richtung zu geben. Natürlich können Sie auch Adaptogene in Pulverform in fertig gekauften Humus rühren, doch er lässt sich schnell und leicht selbst zubereiten und ich mag es, dass ich das Rezept so anpassen kann, dass Knoblauch und Zitronensaft genau im richtigen Gleichgewicht sind.

ERGIBT 450 GRAMM

400 g Kichererbsen aus der Dose, abgegossen (Flüssigkeit auffangen)

2 Esslöffel Tahin (Sesampaste)

1 Esslöffel Olivenöl *extra vergine*

4 Esslöffel Zitronensaft

2 Knoblauchzehen (oder nach Geschmack), zerdrückt und zerkleinert

1½ Teelöffel Astragaluspulver

1 Teelöffel Ashwagandhapulver

½ Teelöffel Kurkuma, gemahlen

Zum Garnieren

Olivenöl *extra vergine*

Paprikapulver, geräuchert

1. Alle Zutaten außer der aufgefangenen Kichererbsenflüssigkeit in eine Küchenmaschine füllen und verarbeiten, bis die Mischung geschmeidig ist, aber noch eine gewisse Struktur hat.
2. Nach und nach so viel Kichererbsenflüssigkeit zumischen, dass die Mischung eine schöne, geschmeidige Konsistenz bekommt. Das werden wahrscheinlich etwa 3 Esslöffel sein.
3. Dicht verschlossen hält der Humus bis zu zwei Tage im Kühlschrank. Vor dem Servieren in eine kleine Schüssel geben, mit etwas Olivenöl begießen und mit ein wenig Paprikapulver bestreuen.

SALATGARNITUR MIT REISHI UND ROSMARIN

Diese pikante „kernige“ Mischung bringt einen köstlichen „Knusperfaktor“ in Salate und liefert unentbehrliche Proteine und gute Fette, hinzu kommt die Unterstützung des Immunsystems durch den Reishi-Pilz und des Gehirns durch Rosmarin. Sie ist auch eine hübsche Garnierung für Suppen, Eintöpfe, Hühner- oder Fischgerichte. Ich mache oft die doppelte Menge von dieser Mischung, denn das köstliche Aroma, das sich in der Küche ausbreitet, zieht die Familie magisch an – bevor sie ganz auskühlen kann, ist die Hälfte schon aufgefuttert.

ERGIBT 200 GRAMM

6 Esslöffel rohe, geschälte Sonnenblumenkerne

6 Esslöffel rohe, geschälte Kürbiskerne

4 Esslöffel Hanfsamen (vorzugsweise geschält)

4 Esslöffel Sesamsamen

2 Teelöffel Fenchelsamen

1 Teelöffel Kreuzkümmelkörner

1 Teelöffel Reishi-Pulver

1 Teelöffel getrockneter Rosmarin, gerebelt

¼ Teelöffel Fleur de Sel

2 Esslöffel Sojasoße

1. Ein Backblech mit Backpapier auslegen.
2. Sonnenblumenkerne, Kürbiskerne, Hanfsamen und Sesamsamen in einer Schüssel mischen. In einer anderen Schüssel Fenchel und Kreuzkümmel mit dem Reishi-Pulver, dem Rosmarin und Salz verrühren. Eine große Pfanne bei unterer Mittelhitze aufheizen. Sobald sie heiß ist, den Körnermix hineingeben. Ziel ist, ihn unter Schwenken und genauer Beobachtung trocken zu rösten, ohne dass er verbrennt. Sobald die Körner platzen und einen blassen Goldton annehmen (nach 1–2 Minuten), die Fenchel-Kreuzkümmelmischung dazugeben. Dreißig Sekunden rühren, dann die Pfanne von der Platte nehmen und die Sojasoße sofort unter Schwenken und Rühren darüberträufeln, sodass alle Körner bedeckt sind.
3. Alles in einer Schicht auf dem Backblech verteilen und auskühlen lassen.
4. Sobald die Körner ganz ausgekühlt sind, in einen luftdichten Behälter füllen. Sie halten bis zu zwei Wochen an einem kühlen, dunklen Ort – wenn sie nicht gleich aufgegessen werden.

DAMIANA-KRAFTHAPPEN

Zu diesen kleinen Kugeln voller guter Sachen wurde ich durch ein Rezept der Kräuterfachfrau Rosmary Gladstar inspiriert. Sie sind einfach zu machen und ein angenehmer Snack, wenn Sie die energiesteigernde Wirkung von Damiana benötigen. Wie gesagt, sie enthalten auch noch andere gute Sachen – Tahin ist reich an Kalzium, Nüsse haben viele hochwertige Fette und Ballaststoffe und der rohe Kakao ist eine ausgezeichnete Quelle für antioxidative Polyphenole und Aminosäuren für das Wohlbefinden. Verwenden Sie auch andere Kräuter der gleichen Menge in Pulverform, um ihre individuellen Snacks zu kreieren – versuchen Sie es mit Gotu Kola, Astragalus, Eleuthero oder, wenn Ihnen der Sinn nach etwas Ausgefallenem steht, mit Ginseng.

ERGIBT 12 STÜCK

Getrocknete Kokosflocken oder gehackte Nüsse, um die Happen darin zu wälzen.

6 Esslöffel Tahin

6 Esslöffel Mandel- oder Cashewbutter

1 Esslöffel kalt geschleuderter Honig (vegane Variante: Ahornsirup)

2 große Datteln, entkernt und klein geschnitten

4 Teelöffel rohes Kakaopulver

4 Teelöffel Damiana-Pulver

etwa 60 g gemahlene Mandeln (oder beliebige gemahlene Nüsse)

1. Eine kleine Schüssel mit Backpapier auslegen. Die Kokosflocken (oder gehackten Nüsse) in eine Schale geben und daneben stellen.
2. In einer Schale Tahin, Nussbutter, Honig und Datteln verrühren, bis sie ganz vermischt sind. Kakao- und Damiana-Pulver unterrühren.
3. Etwa ⅔ der gemahlenen Mandeln zugeben und gut mischen. Die Mischung soll wie ein fester Plätzchenteig sein, sodass sich Kugeln daraus formen lassen. Ist sie noch zu klebrig, die restlichen gemahlenen Mandeln zugeben, bei Bedarf auch mehr.
4. Den Teig in 12 Stücke gleicher Größe teilen, jeweils zu einer walnussgroßen Kugel rollen, in den Kokosflocken (oder gehackten Nüssen) wälzen, bis sie ganz bedeckt sind, und in die vorbereitete Schüssel setzen. Mindestens 1 Stunde kühlen, bis sie fest sind. Die Happen halten im Kühlschrank bis zu einer Woche. In Wachspapier gewickelt können sie auch eingefroren werden.

ADAPTOGENE SCHOKOLADEN-TRÜFFEL MIT CODONOPSIS, SHATAVARI UND ROSENBLÜTEN

Sie Süße von Codonopsis eignet sich gut für Nachspeisen (passt aber auch wunderbar zum Rezept für Schokoladenpudding auf S. 145 anstelle von Gotu Kola). Hier habe ich Codonopsis mit Shatavari zu einer Leckerei kombiniert, die nicht nur köstlich schmeckt, sondern auch Energie und Abwehrkräfte ankurbelt, das hormonelle Gleichgewicht unterstützt und sogar als Aphrodisiakum wirken kann. Verpacken Sie die Trüffel hübsch als ganz besonderes selbst gemachtes Geschenk – diese Kräuterkombination macht sie zu einem schönen Geschenk für eine sehr gute Freundin in den Wechseljahren, die ein wenig Schokolade braucht.

ERGIBT ETWA 35 TRÜFFEL

300 ml Crème double, Kokoscreme oder andere dickflüssige milchfreie Sahne

1 Esslöffel Codonopsis, als getrocknete Wurzel oder in Pulverform

1 Teelöffel Shatavari, als getrocknete Wurzel oder in Pulverform

2 Teelöffel Rosenblütenblätter (getrocknet oder von einer frischen, biologisch kultivierten Duftrose)

↪ Folgeseite

1. Sahne, Codonopsis und Shatavari in einen mittelgroßen Topf geben und ganz langsam bei geringstmöglicher Temperatur erwärmen. Die Mischung darf weder kochen, noch köcheln, es sollte aber versucht werden, sie fünf Minuten lang zu erwärmen. Eine Simmerplatte unter dem Topf ist hilfreich.
2. Den Topf vom Herd nehmen und die Rosenblütenblätter einrühren. Deckel auflegen und auskühlen lassen, dann die Mischung gut durch ein mit einer doppelten Mulltuchschicht ausgelegtes Sieb seihen. Das Tuch ausdrücken, um möglichst viel Flüssigkeit zu gewinnen.
3. Den Topf reinigen und die duftende Creme zurückschütten. Auf dem Herd bei geringer Temperatur langsam erwärmen, bis die Mischung heiß ist, aber nicht kocht.
4. Topf vom Herd nehmen und die geraspelte Schokolade rasch und gut einrühren, sodass sie sich ganz in der Creme auflöst.

450 g qualitativ hochwertige dunkle Schokolade (Kakaogehalt mindestens 70 %), geraspelt

rohes Kakaopulver, Kokosraspeln oder gehackte Nüsse, um die Trüffel darin zu wälzen

Das Ergebnis ist eine Schokoladen-Ganache. In ein flaches verschließbares Behältnis füllen und mindestens zwei Stunden kühlen.

5. Bevor die Mischung aus dem Kühlschrank genommen wird, das Kakaopulver, die Kokosraspeln oder die gehackten Nüsse in eine Schale geben. Eine Kuchenplatte mit Backpapier auslegen und daneben stellen.
6. Zum Rollen der Trüffel die fest gewordene Ganache aus dem Kühlschrank holen. Die Mischung mit einem Teelöffel oder einem Kugelausstecher entnehmen und zu Bällchen rollen. Dann in Kakaopulver, Kokosraspeln oder Nüssen wälzen, bis sie ganz bedeckt sind und auf die vorbereitete Platte legen. Diese dann in den Kühlschrank stellen, bis sie fest geworden sind. Die fertigen Trüffel in ein für Lebensmittel geeignetes Behältnis füllen. Wenn man es schafft, sie nicht alle auf einmal zu essen, halten sie sich im Kühlschrank bis zu 6 Tage.

TIPP

Leckereien für die Gesundheit

Sie können das Rezept mit unterschiedlichen Kräutern in der gleichen Menge abwandeln – die Kombination von Damiana und Maca ist zum Beispiel eine wunderbare und aphrodisierende Leckerei nach dem Abendessen. Verwenden Sie Ashwagandha und ein wenig Lavendel für adaptogene Trüffel zur Entspannung oder mischen Sie Weißdornbeeren und Rosenblüten hinein, um einen Freund oder eine Freundin mit gebrochenem Herzen aufzumuntern.

GOJI-BEEREN-PFANNKUCHEN

Diese kleinen Prachtstücke kann man mit Ahornsirup oder mit Konfitüre und ein wenig frischem Obst dazu direkt aus der Pfanne essen. Goji-Beeren vermitteln ein köstliches Geschmackserlebnis und liefern ihre adaptogenen Superfood-Eigenschaften gleich mit.
Wenn Sie die adaptogene Kraft noch verdoppeln wollen, geben Sie einen Teelöffel eines milden Krauts in den Teig, etwa Ashwagandha, Shatavari oder Codonopsis. Übrig gebliebene Pfannkuchen lassen sich gut einfrieren – legen Sie Backpapier dazwischen und frieren Sie sie in einem luftdichten Behältnis ein. Vor dem Verzehr auftauen lassen und schnell in einer Pfanne mit etwas geschmolzener Butter oder im Backofen bei 160°C/Gas Stufe 3 erhitzen.

ERGIBT JE NACH GRÖSSE 6–8 STÜCK

150 ml tierische oder nichttierische Milch

2 große Bio-Eier

150 g Mehl (auch glutenfreies Mehl ist möglich)

2 Teelöffel Feinzucker

2 Teelöffel Backpulver

½ Teelöffel Vanille-Essenz

¼ Teelöffel Zimt, gemahlen

1 Prise Salz

3 Esslöffel Goji-Beeren, getrocknet

20 g (2 Esslöffel) Butter

1. Milch und Eier in den Mixer geben und gut verarbeiten oder in einer großen Schüssel verschlagen. Mehl, Zucker, Backpulver, Vanille, Zimt und Salz zugeben und verrühren. Goji-Beeren unterheben.
2. Etwa ¾ der Butter in einer großen Pfanne bei mittlerer Hitze schmelzen lassen. Butter durch Schwenken über die ganze Pfanne verteilen, den Überschuss in den Pfannkuchenteig gießen und einrühren.
3. Drei Kleckse Teig von etwa 5 cm Durchmesser in eine große Pfanne gießen und darauf achten, dass sie nicht zusammenlaufen, sondern getrennt ausgebacken werden. Etwa 2 Minuten backen, bis sich Blasen an der Oberfläche zeigen. Mit einem Pfannenwender vorsichtig umdrehen, denn in der Mitte sind sie noch ziemlich flüssig. Weitere 2 Minuten backen, bis sie aufgegangen und auf beiden Seiten goldbraun sind. Die fertigen Pfannkuchen auf einen Teller geben und warmhalten, bis alle fertig sind.

KÜRBIS-KASTENKUCHEN MIT GOJI-BEEREN UND KURKUMA

Dieses goldgelbe Kürbis-Gebäck kann man gut in Scheiben schneiden und als Mittagessen oder Zwischenmahlzeit für unterwegs in die Proviantdose packen. Kurkuma und Goji-Beeren steuern ihre entzündungshemmenden und antioxidativen Eigenschaften bei. Ich liebe die herbstlichen Aromen dieses Kuchens, doch das Rezept ist auch sehr gut abzuwandeln – nehmen Sie reife Bananen, gedünstete Äpfel oder Zwetschgen oder anderes Obst Ihrer Wahl.

ERGIBT 8 PORTIONEN

125 g ungesalzene Butter

100 g brauner Zucker

2 große Eier

½ Teelöffel Vanille-Essenz

300 g Kürbispüree
(s. Tipp auf S. 144)

40 g Goji-Beeren

60 g verzehrfertige Backpflaumen, klein geschnitten

40 g Pekannüsse, gehackt

125 g Mehl

50 g Mandeln, gemahlen

2 Esslöffel Backpulver

½ Teelöffel Backnatron

↪ Folgeseite

1. Herd auf 170°C/Gas Stufe 3,5 vorheizen. Eine Kastenform von 900 g Fassungsvermögen mit Backpapier oder einer Folie für Kastenformen auslegen.
2. Butter in einem großen Topf bei geringer Hitze schmelzen.
3. Hat sich die Butter verflüssigt, Topf vom Herd nehmen, Zucker einrühren und gut vermischen. Eier einzeln unterschlagen. Vanille-Essenz, Kürbispüree, Goji-Beeren, Backpflaumen und Pekannüsse zugeben und gut verrühren.
4. Die trockenen Zutaten (Mehl, Mandeln, Backpulver, Backnatron, Kurkuma, Ingwer, Zimt, Muskat, Salz und Pfeffer) in einer separaten Schüssel mischen, nacheinander jeweils ein Drittel zu den feuchten Zutaten geben und unterrühren, bis alles gut vermischt ist.
5. Den Teig in die vorbereitete Kastenform geben und eine Stunde backen. Nach etwa 30 Minuten nachsehen – bräunt er sehr stark, ein Stück Alufolie lose über die Form legen, damit der Kuchen oben nicht verbrennt.

1 Teelöffel Kurkuma, gemahlen

1 Teelöffel Ingwer, gemahlen

1 Teelöffel Zimt, gemahlen

¼ Teelöffel Muskat, gemahlen

½ Teelöffel Salz

schwarzer Pfeffer aus der Mühle

Er ist fertig, wenn an einem in der Mitte eingestochenen Holzspieß beim Herausziehen kein Teig klebt.

6. Einige Minuten in der Form abkühlen lassen, dann vorsichtig herausnehmen, auf ein Drahtgestell legen und vollständig auskühlen lassen. Diesen Kuchen isst man am besten innerhalb eines Tages, doch wenn er fest in beschichtetes Wachspapier verpackt wird, hält er sich bis zu 3 Tage im Kühlschrank oder 2 Monate im Gefrierschrank.

TIPP

Kürbispüree aus dem Backofen

Für dieses Rezept könnten Sie das Kürbispüree fertig kaufen, doch wenn Sie es lieber selbst machen möchten, vierteln Sie einen kleinen Kürbis, legen die Stücke auf ein Backblech, bestreichen sie leicht mit Öl, decken das Blech mit Alufolie ab und schieben es für eine Stunde bei 170°C / Gas 3,5 in den Ofen. Abkühlen lassen, das Kürbisfleisch von der Schale entfernen, in eine Küchenmaschine geben und pürieren. Das Püree in ein mit einem Mulltuch ausgelegtes Sieb geben, damit die überschüssige Flüssigkeit ablaufen kann und nur das dicke Püree übrig bleibt. Nun kann es für den Kuchen verwendet werden. Bleibt Püree übrig, kann man es in einem kleinen Behältnis einfrieren, entweder für den nächsten Kastenkuchen oder als Grundlage für eine Kürbissuppe.

SCHOKOLADENPUDDING MIT GOTU KOLA

Dieser schokoladige Pudding wird mit Chia-Samen gemacht; sie sind eine gute vegane Protein- und Ballaststoffquelle und liefern die pflanzliche Form der Omega-3-Fettsäuren, die in fettem Fisch vorkommen. Wenn diese kleinen Samen mit Flüssigkeit gemischt und einige Stunden stehengelassen werden, bekommen sie eine geleeartige Konsistenz. Dieses Gericht eignet sich genauso gut fürs Frühstück wie als Dessert; bereiten Sie es am Abend vorher zu und stellen Sie es über Nacht in den Kühlschrank.

ERGIBT 1 GROSSE ODER 2 KLEINE PORTIONEN

250 ml Mandelmilch, eine andere Nussmilch oder tierische Milch

3 Esslöffel Chia-Samen

1 Teelöffel Gotu Kola in Pulverform

1 Esslöffel Ahornsirup (oder ein anderes Süßungsmittel nach Geschmack; entkernte Datteln steuern weitere Ballaststoffe bei)

1 Esslöffel rohes Kakaopulver

½ Teelöffel Zimt, gemahlen

½ Teelöffel Vanille-Essenz

Samen aus 1 großen Kardamom-Kapsel oder eine Prise gemahlener Kardamom

frisch geriebene Muskatnuss oder eine Prise gemahlener Muskat

Himbeeren oder in Scheiben geschnittene Erdbeeren zum Garnieren (optional)

1. Alle Zutaten außer den Beeren in einen Mixer geben und bei hoher Geschwindigkeit verarbeiten, bis die Samen aufbrechen (man kann kleine Stückchen sehen, doch die Mischung sollte überwiegend sämig sein). Mit einem Löffel in Schalen oder Auflaufförmchen füllen. Drei bis vier Stunden oder über Nacht in den Kühlschrank stellen.
2. Mit oder ohne Beeren servieren.

TIPP

Wenn Sie keinen Mixer haben, können Sie die Zutaten einfach mischen und in Auflaufförmchen füllen. Das ergibt einen großartig schmeckenden Pudding mit einer interessanten Konsistenz, denn Sie können spüren, wie jedes Chia-Samenkorn als geleeartiger Tropfen im Mund platzt.

Ich habe Gotu-Kola-Pulver verwendet, weil es die Auswirkungen der Stresshormone im Körper auf sanfte Art reduziert und den Geist schärft. Die meisten pulverisierten Kräuter würden sich für dieses Rezept eignen – doch achten Sie auf deren Geschmack und wählen Sie süße oder geschmacksarme Kräuter wie Ashwagandha, Shatavari und Codonopsis.

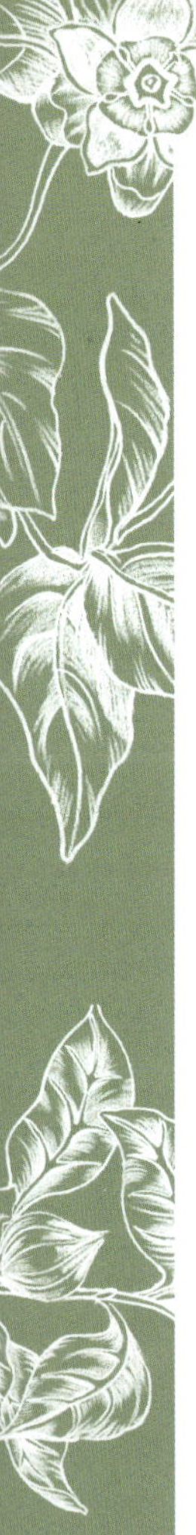

ADAPTOGENES KNUSPERMÜSLI MIT APFEL, ROSINEN UND ZIMT

Müsli mit Apfel, Rosinen und Zimt steht bei mir ganz hoch im Kurs, doch Sie können auch andere Getreide, Nüsse und Obstsorten verwenden oder eine Handvoll Goji-Beeren zugeben, um den adaptogenen Anteil zu erhöhen. Ich habe Codonopsis und Ashwagandha genommen, doch Sie können alle Kräuterpulver verwenden, die Sie mögen, und die hier angegebenen Mengen als grobe Richtlinien betrachten.

ERGIBT ETWA 700 GRAMM

300 g großblättrige Haferflocken

100 g Pekannüsse, gehackt

50 g Mandelsplitter

3 Esslöffel rohe, geschälte Sonnenblumenkerne

3 Esslöffel rohe, geschälte Kürbiskerne

½ Teelöffel Fleur de Sel

3 Esslöffel Kokosöl

110 g Ahornsirup

½ Teelöffel Zimt, gemahlen

2 Teelöffel Codonopsis-Pulver

1 Teelöffel Ashwagandha-Pulver

60 g Rosinen

20 g Apfelringe, getrocknet, zerkleinert

1. Ofen auf 170°C/Gas Stufe 3,5 aufheizen. Ein Backblech mit Backpapier auslegen.
2. Haferflocken, Nüsse und Kerne in einer großen Schüssel mischen. Mit dem Salz bestreuen und beiseite stellen.
3. Kokosöl und Ahornsirup zusammen bei niedriger Temperatur in einem kleinen Topf schmelzen, dann Zimt, Codonopsis- und Ashwagandha-Pulver einrühren.
4. Die flüssigen Zutaten über die trockenen gießen und mit Holzlöffeln oder mit dem besten „Werkzeug", den Händen, gut mischen.
5. Die Mischung gleichmäßig auf dem vorbereiteten Blech verteilen. 25–35 Minuten im Backofen rösten lassen. Die Mischung kurz umrühren und darauf achten, dass das Müsli nicht anbrennt, sonst schmeckt es bitter. Wenn es fertig ist, sollte es angenehm gebräunt sein und köstlich riechen. Beiseite stellen, damit es auskühlt und knusprig wird.
6. In eine saubere Schüssel füllen und die Rosinen sowie die getrockneten und geschnittenen Apfelscheiben darunter mischen. In einem luftdichten Glas oder Behälter lässt sich das Müsli bis zu einem Monat aufheben. Mit Milch oder Joghurt servieren – oder gönnen Sie sich eine Handvoll direkt aus dem Glas.

SIRUP AUS SÜSSHOLZ-THYMIANHONIG

Sirup aus Honig ist besonders gut, wenn Sie sich von einer winterlichen Viruserkrankung erholen. Nehmen Sie bis zu viermal täglich 1–2 Teelöffel pur oder in heißem Wasser ein, um den Hals und die Bronchien zu beruhigen. Sie können frischen Thymian nehmen, wenn Sie ihn bekommen, doch getrockneter eignet sich auch gut. Geben Sie ihn erst nach dem Kochen dazu, sonst besteht die Gefahr, dass seine ätherischen Öle auskochen. Dieser Sirup ist jedoch nicht geeignet, wenn Sie unter Bluthochdruck leiden.

ERGIBT ETWA 300 ML,
JE NACH HONIGMENGE

2 Esslöffel getrocknete Süßholzwurzel

500 ml gefiltertes Wasser

Blätter von 10 kleinen frischen Thymianzweigen oder 1 Esslöffel klein geschnittenen getrockneten Thymian

200–600 g kalt geschleuderten Honig (idealerweise aus der Region)

ANMERKUNG

Je mehr Honig verwendet wird, desto besser hält sich der Sirup. Kräuterspezialisten nehmen für Sirupzubereitungen, die ohne Kühlung gelagert werden sollen, ein Verhältnis von drei Teilen Honig zu einem Teil Absud. Ich verwende meist Absud und Honig zu gleichen Teilen und hebe den Sirup 2–3 Wochen lang im Kühlschrank auf.

1. Süßholz und gefiltertes Wasser in einen Topf geben und langsam bei mittlerer Temperatur bis zum Kochpunkt bringen. Den Deckel aufsetzen, die Temperatur reduzieren und 20 Minuten ganz sanft köcheln lassen.
2. Topf von der Platte nehmen und die Flüssigkeit durch ein mit einem Mulltuch ausgelegtes Sieb gießen – das sollte ungefähr 400 ml ergeben. Die Flüssigkeit in einen sauberen Topf gießen und offen köcheln lassen, bis sie um die Hälfte eingekocht ist. Eine Schaumbildung ist kein Anlass zur Sorge – Süßholz enthält natürliche Saponine („seifige“ Wirkstoffe).
3. Topf vom Herd nehmen und Thymian zugeben. Zudecken und auskühlen lassen.
4. Die kalte Flüssigkeit noch einmal abseihen und die gewonnene Menge notieren (etwa 200 ml). In einen sauberen Topf geben und vorsichtig erwärmen, damit die ätherischen Öle des Thymians nicht verloren gehen. Sobald sie warm ist (und lange bevor sie kocht), den Honig einrühren, bis er sich ganz aufgelöst hat, dann sofort in sterilisierte Flaschen abfüllen. Beschriften und im Kühlschrank bis zu drei Wochen lagern.

ADAPTOGENER CHAI-HONIG MIT ELEUTHERO

Kräuter in Pulverform können, in ein Glas mit Honig gerührt, einen schnellen und einfachen „Instant-Chai" ergeben. Ich habe meist ein Glas Instant-Chai-Honig in meinem Küchenschrank. Sie können einen Teelöffel davon in eine Tasse Schwarztee geben oder das Koffein weglassen und einen Löffel voll in heiße tierische Milch oder Nussmilch rühren, was einen süßen und sättigenden Chai-Latte ergibt. Das Eleuthero macht daraus ein Getränk, das Sie für den vor Ihnen liegenden Tag in Gang bringt.

ERGIBT 450 GRAMM

450 g hochwertiger (vorzugsweise kalt geschleuderter) dünnflüssiger Honig

1 Esslöffel Eleuthero-Pulver

2 Teelöffel Zimt, gemahlen

½ Teelöffel Ingwer, gemahlen

½ Teelöffel Kardamom, gemahlen

¼ Teelöffel schwarzer Pfeffer aus der Mühle

¼ Teelöffel Nelken, gemahlen

etwas Muskat, gerieben

1. Das ungeöffnete Honigglas etwa 5 Minuten lang in eine Schüssel mit heißem Wasser stellen, gelegentlich schwenken, bis sich der Honig verflüssigt hat.
2. Etwa ⅕ des Honigs zur Verwendung für etwas anderes in ein neues Behältnis füllen. Da nun Platz ist, restliche Zutaten in das Glas geben, sorgfältig verrühren, um sie gründlich mit dem Honig zu mischen, und wieder zuschrauben. Das Glas sollte an einem kühlen und dunklen Ort gelagert werden. Der Honig kann sofort verwendet werden, doch die Aromen entfalten sich erst mit der Zeit, es lohnt sich also zu warten, zumal er sehr gut haltbar ist.
3. 1–2 Teelöffel in ein Getränk der Wahl rühren. Alternativ kann man ihn zu Müsli oder Joghurt geben oder aufs Brot streichen.

ABGEKOCHTE SCHISANDRA-TINKTUR

Einen Kräuterabsud machen – das heißt, Kräuter in Wasser kochen – ist eine großartige Methode, um die Inhaltsstoffe aus härteren Zutaten, getrockneten Beeren, Wurzeln oder Samen (s. S. 123) zu extrahieren. In diesem Rezept machen Sie zuerst einen Schisandra-Absud und mischen diesen dann mit Alkohol (zur Konservierung). So entsteht eine Tinktur, die das Gehirn in Schwung bringt und die Abwehrkräfte steigert. Sie kann einige Jahre ohne Kühlung gelagert werden. Man nimmt sie in einer Menge von ½ bis 1 Teelöffel täglich ein. Sie können sie pur nehmen oder mit anderen Tinkturen mischen und so ihre eigene individuelle Kräutermischung herstellen. Wenn Sie keinen Alkohol verwenden möchten, kommt Ihnen der Absud trotzdem zugute – richten Sie sich einfach nach der folgenden Anleitung. Der Absud hält im Kühlschrank bis zu 4 Tage. Alternativ können Sie ihn in Eiswürfelbehältern einfrieren. Geben Sie 1–2 Würfel in einen Becher heißes Wasser und Sie haben einen „Instant-Tee“ mit Schisandra.

ERGIBT ETWA 600 ML

100 g Schisandra-Beeren, getrocknet

500 ml gefiltertes kaltes Wasser

etwa 300 ml Wodka (es muss die gleiche Menge sein wie die Absud-Flüssigkeit der Schisandra-Beeren)

1. Die Beeren und das gefilterte Wasser in einen kleinen Topf mit gut sitzendem Deckel geben. Bei mittlerer Temperatur (ohne Deckel) auf den Herd stellen und aufmerksam beobachten. Sobald die Mischung sich dem Kochpunkt nähert und kleine Blasen auf der Wasseroberfläche entstehen, die Temperatur auf die niedrigste Stufe zurückschalten, sodass die Flüssigkeit nur siedet und den Deckel auflegen. 10–15 Minuten sanft köcheln lassen.
2. Die Konsistenz der Beeren überprüfen – sie sollten aufgequollen und kurz vor dem Platzen sein. Sind sie noch fest, den Deckel wieder auflegen und weiter köcheln lassen, bis sie weich sind. (Wird das Rezept abgeändert, sodass getrocknete Wurzeln verwendet werden – s. Tipp – sollten diese weich geworden sein.)

3. Herd ausschalten und die Beeren mit einem Kartoffelstampfer oder einem Holzlöffel in der Flüssigkeit zerdrücken, dann den Deckel auflegen und beiseite stellen, bis die Flüssigkeit vollkommen abgekühlt ist.
4. Dann durch ein mit einem Mulltuch ausgelegtes Sieb abgießen. Das Tuch zum Schluss mit den Händen ausdrücken, um möglichst viel Flüssigkeit aus den aufgeplatzten Beeren aufzufangen. Soll der Absud verwendet und keine Tinktur hergestellt werden, die Flüssigkeit jetzt in eine sterilisierte Flasche abfüllen, beschriften und in den Kühlschrank stellen.
5. Zur Herstellung einer Tinktur die Flüssigkeit in einen sauberen Topf geben und offen sanft köcheln lassen, bis sie um etwa zwei Drittel eingekocht ist. Auskühlen lassen.
6. Die Flüssigkeitsmenge abmessen und die gleiche Menge Wodka zugießen. In sterilisierte dunkle Glasflaschen umfüllen und beschriften.

TIPP

Wozu abgekochte Tinkturen?

Die Herstellungsmethode für eine abgekochte Tinktur eignet sich gut für alle Wurzeln, Samen, Kerne und Beeren, die so fest sind, dass man sie nur schwer zerkleinern kann, um eine Tinktur durch einen Auszug (s. S. 124) zu machen. Manche Wurzeln und getrockneten Beeren sind so fest, dass sie die Messer des Mixers ruinieren können. Wenn Sie eine abgekochte Tinktur aus getrockneten Wurzeln machen, lassen Sie sie 30 Minuten länger köcheln oder bis sie weich sind.

WEISSDORNBEERENSCHNAPS

Weißdornbeerenschnaps ist einfach herzustellen, vor allem, wenn Sie frische Beeren in Ihrer Umgebung ernten können. Ich pflücke sie, wenn sie im Frühherbst reif werden, und der Schnaps kann dann vor Weihnachten als gesundes Geschenk zum Fest in Flaschen abgefüllt werden. Es lohnt sich, für dieses Rezept Alkohol von guter Qualität zu verwenden. Wenn Sie ein wärmendes Wintergetränk herstellen möchten, können Sie Sternanis und Zimt zugeben. Mit einem Schlückchen nach dem Essen, pur oder in warmem Wasser, kann man sich die herzschützenden Eigenschaften des Weißdorns auf angenehme Weise zunutze machen.

ERGIBT ETWA 400 ML

300 g frische oder 150 g getrocknete Weißdornbeeren

1 Sternanis (optional)

1 Zimtstange, halbiert (optional)

500 ml Branntwein (oder braunen Rum, Whisky oder jeden anderen braunen Alkohol)

1. Frische Beeren in eine Schüssel geben und mit einem Kartoffelstampfer oder einem Holzlöffel ein wenig zerdrücken.
2. Beeren in ein Gefäß mit 1 Liter Fassungsvermögen und Schraubverschluss füllen. Gegebenenfalls Sternanis und Zimt hinzufügen. Mit Branntwein aufgießen und darauf achten, dass er mindestens 2 cm über den Beeren steht. Gefäß zuschrauben und kurz schütteln.
3. An einen kühlen und dunklen Ort stellen. Jedes Mal beim Vorbeigehen – aber mindestens einmal am Tag – kurz schütteln. Einen Monat ziehen lassen.
4. Dann die Flüssigkeit über ein mit einem Mulltuch oder einem sauberen Küchenhandtuch ausgelegtes Sieb abgießen. Das Tuch zum Schluss mit den Händen auspressen, um die ganze Flüssigkeit aus den Beeren und sonstigen Zutaten zu gewinnen, die anschließend entsorgt werden. Wenn ein Rest am Boden des Gefäßes zurückbleibt, macht das nichts – Weißdornbeeren sind reich an Tanninen, die sich während des Mazerationsprozesses absetzen. Die abgeseihte Flüssigkeit in eine sterilisierte Flasche füllen.

FEURIGER ROSENWURZ-ESSIG

In vielen traditionellen Küchen werden gesundheitsfördernde fermentierte (milchsauer vergorene) Nahrungsmittel verwendet. Natürliche probiotische Bakterien, die die Folge der Fermentierung sind, können das bakterielle Gleichgewicht im Verdauungstrakt (die Darmflora) wiederherstellen.

Eines meiner Lieblingsprodukte ist hier der altmodische rohe Apfelessig. So seltsam es klingen mag, ich finde, jeden Morgen einige Teelöffel in heißem Wasser tun meiner Verdauung gut, steigern die Abwehrkräfte und halten meine Gelenke beweglich. Der Essig sollte naturtrüb und „roh", also nicht pasteurisiert sein, denn der Pasteurisierungsprozess tötet alle Bakterien ab – und damit auch die nützlichen. Dieser Apfelessig ist auch schon als Mittel zum Abnehmen beworben worden. Ich glaube nicht, dass eine gute Ernährung durch irgendetwas zu ersetzen ist, doch es gibt tatsächlich Hinweise in der Forschung, dass die Säure des Essigs eventuell die Geschwindigkeit verringert, mit der der Körper Kohlenhydrate verstoffwechselt und so die Regulierung des Blutzuckerspiegels unterstützt wird.

Reiner, nicht pasteurisierter Apfelessig in warmem Wasser eignet sich gut, doch ich stelle gerne diese feurige Essigvariante her, um mich, meine Familie und meine Patienten gesund durch die Wintermonate zu bringen. Durch die stimmungsaufhellende Rosenwurz (Rhodiola) gegen Winterdepression, die abwehrsteigernde Echinacea (Sonnenhut), den antiviralen Holunder und die köstlichen und wärmenden Gewürze wird dieser Essig Sie glatt umhauen! Lösen Sie 2 Teelöffel des feurigen Essigs in einem Becher mit heißem Wasser auf und Sie haben ein tägliches gesundheitsförderndes Getränk. Wie jedes säurehaltige Getränk kann Essig mit der Zeit Ihren Zahnschmelz schädigen, daher sollten Sie nach dem täglichen Genuss Ihres Essiggetränks Ihren Mund mit Wasser ausspülen; auch die Zähne sollten Sie erst eine halbe Stunde später putzen. Dieser Essig ergibt mit Öl auch eine würzige Soße für Wintersalate.

ERGIBT 1 LITER

2 Esslöffel getrocknete Rhodiola-Wurzel

2 Esslöffel getrocknete (oder frische, wenn Sie sie in der Region finden) Holunderbeeren

2 Esslöffel getrocknete Echinacea-Wurzel

1 daumengroßes Stück frische Ingwerwurzel, in Scheiben geschnitten

4 Knoblauchzehen, geschält und leicht zerdrückt

2 scharfe rote Chilischoten, frisch oder getrocknet, klein geschnitten

½ Zwiebel, gehackt

1 Zitrone, geviertelt

1 l nicht pasteurisierter, naturtrüber Apfelessig

1. Alle Zutaten außer dem Essig in ein Gefäß mit 1,5 l Fassungsvermögen und einem festsitzenden Verschluss geben. Den Essig zugießen. (Wenn das Gefäß einen Metall-deckel hat, erst ein Stück Wachspapier darüberlegen und dann den Deckel aufsetzen, da der Kontakt mit dem Essig das Metall angreift).
2. Das Gefäß an einen kühlen, dunklen Ort stellen, wo Sie es regelmäßig im Blick haben. 3–4 Wochen lagern, täglich schütteln.
3. Über ein mit einem Mulltuch ausgelegtes Sieg abseihen und den Essig in sterilisierte dunkle Glasflaschen abfüllen. Beschriftung nicht vergessen!

TIPP

Zusätzliche Süße

Mir schmeckt der saure und würzige Essig in heißem Wasser, doch wenn er süßer sein soll, können Sie ein wenig Honig hineinrühren, bevor Sie ihn abfüllen. Alternativ können Sie auch die Wasser-Essig-Mischung mit 1 Teelöffel Honig süßen.

ROSMARIN-AROMAWASSER

Rosen- oder Lavendelwasser kennen Sie wahrscheinlich. Beides sind Aromawässer, auch Hydrosole genannt, in denen das ätherische Öl chemisch an das Wasser gebunden ist. Obwohl Aromawässer ein Nebenprodukt des Destillationsprozesses sind, durch den ätherische Öle hergestellt werden, haben sie eigene heilkräftige Eigenschaften, können eingenommen werden oder lassen sich wunderbar in Hautpflegeprodukten oder Pumpzerstäuberflaschen als Gesichts- oder Raumspray verwenden. Im Anschluss beschreibe ich eine schnelle und einfache Methode zur Herstellung solcher Wässer zu Hause. Ich verwende oft frischen Rosmarin wegen seiner positiven Wirkung auf die Gehirntätigkeit, doch diese Technik funktioniert mit allen würzigen Kräutern – experimentieren Sie mit allem, was Sie bekommen können, auch mit Lavendel, Zitrone, Melisse, Pfefferminze und anderen Minzen, Storchenschnabel und Rosenblüten. Auch wenn ich einen Mengenvorschlag mache, können Sie von jedem Ihnen zur Verfügung stehenden Kraut beliebig viel nehmen. Wollen Sie das Aromawasser innerlich anwenden, schlage ich vor, es im Kühlschrank aufzubewahren, wo es einige Monate lang halten sollte. Nehmen Sie 1–2 Teelöffel Rosmarin wegen seiner erstaunlichen heilkräftigen Eigenschaften. Nebenbei bemerkt, ich halte nicht viel davon, ätherische Öle auf eigene Faust ohne fachkundige Anleitung einzunehmen, doch das Aromawasser ist sicher, weil es stark verdünnt ist. Wegen der anregenden Eigenschaften von Rosmarin sollten Sie ihn jedoch nicht einnehmen, wenn Sie schwanger sind oder einen hohen Blutdruck haben, denn er stimuliert die Durchblutung

ERGIBT ETWA 850 ML,
JE NACH WASSERMENGE

12 buschige Rosmarinzweige von etwa 15 cm Länge

Wasser nach Bedarf

Eiswürfel nach Bedarf

1. Für die Herstellung einen großen, hohen Topf mit einem dicht schließenden Deckel verwenden. Der Deckel sollte einen Metall- oder Glasgriff haben, denn das Aromawasser tropft am umgedreht aufgesetzten Deckel herunter und könnte unerwünschte Chemikalien aus einem Plastikgriff aufnehmen. Durch einen Glasdeckel kann verfolgt werden, was im Topf geschieht. Erforderlich sind außerdem ein Messbecher aus Glas

oder eine Schüssel, die in den Topf passt, und etwas, worauf man das verwendete Gefäß im Topf stellen kann. Ich verwende einen dreibeinigen Untersetzer aus Metall, doch ein Garbehälter aus Metall oder eine umgedrehte Auflaufform würden auch gehen, damit der Messbecher etwas höher steht.

2. Zuerst den Topf und den Deckel innen und außen gründlich waschen. Da das Aromawasser über den umgedrehten Deckel in dem im Topf stehenden Messbecher aufgefangen wird, muss er keimfrei sein – wenn möglich bei hoher Temperatur in der Spülmaschine reinigen, damit er ganz sauber ist.
3. Den Topf auf den Herd stellen und den improvisierten „Aufbau" vorsichtig im Topf platzieren. Den Becher daraufstellen.
4. Die Rosmarinblätter und Blüten von den Stängeln zupfen und dabei gleich in den Topf um den Aufbau herum legen. Genügend Wasser einfüllen, damit die Kräuter ganz umspült sind, und darauf achten, dass es nicht höher steht als bis zur Hälfte des eingesetzten Bechers. Im Becher sollten sich kein Wasser und keine Kräuterbestandteile befinden – zufällig hineingelangte Pflanzenteile bitte entfernen. Den Deckel umgekehrt auf den Topf setzen. Die flache Schale der Deckelinnenseite – die jetzt nach außen zeigt – mit Eiswürfeln füllen.
5. Den Herd auf untere Mittelhitze einstellen. Das Wasser unter sorgfältiger Beobachtung aufheizen, bis es zum Köcheln kommt, dann weiter sanft weiter köcheln lassen. Nun einfach nur beobachten, wie sich der Wasserdampf auf der Innenseite des Deckels sammelt und kondensiert und das Rosmarinwasser in den darunter befindlichen Becher tropft. Den Wasserspiegel ständig überprüfen, denn der Topf soll nicht austrocknen; bei Bedarf mehr heißes Wasser nachfüllen. Eventuell weitere Eiswürfel nachlegen (dafür, wenn nötig, das geschmolzene Eiswasser aus dem Deckel schöpfen, um Platz zu schaffen).
6. Ist der Wasserspiegel um die Kräuter auf etwa 5 cm gesunken, den Herd ausschalten, doch den Topf stehenlassen, damit der restliche Dampf abkühlen und kondensieren kann.
7. Danach den Deckel vorsichtig abnehmen (er ist voll von geschmolzenem Eiswasser, sodass eventuell zuerst welches ausgeschöpft werden muss) und in die Spüle legen. Den Glasbecher soweit abkühlen lassen, dass er vorsichtig herausgehoben werden kann. Hier ist Ihr Rosmarin-Aromawasser! An der Oberfläche kann ein öliger Rest zu sehen sein, das ist in Ordnung – es ist das ätherische Öl, das, weil es ein Öl ist, oben schwimmt.
8. In sterilisierte dunkle Glasflaschen oder Sprühflaschen abfüllen und beschriften.

QUELLEN

Qualitativ hochwertige Kräuter sind wirksamer. Viele Naturkostläden, Reformhäuser, Apotheken oder Bio-Supermärkte haben Adaptogene und andere Kräuter in verschiedenen Formen im Sortiment. Gibt es bei Ihnen einen Kräuterladen, ist dort vielleicht auch eine Fachfrau oder ein Fachmann beschäftigt, um Sie kompetent zu beraten. Ich bin der festen Überzeugung, dass man kleine Unternehmen vor Ort nach Möglichkeit unterstützen sollte.

Sie sollten vorzugsweise biologisch angebaute Kräuter kaufen. Wildkräuter sollten auf Schadstoffbelastungen untersucht worden sein. Das gilt ganz besonders für Wurzeln. Heilpilze nehmen ebenfalls alle Nährstoffe aus dem Boden auf, wo sie wachsen; daher können sie eventuell auch unerwünschte Substanzen wie Schwermetalle enthalten. Kaufen Sie Ihre Kräuter, vor allem im Internet, nur bei kompetenten und seriösen Anbietern.

Deutschland
Phytotherapeuten in Deutschland finden Sie hier:
www.phytotherapie.de

Phytotherapeutisch arbeitende Ärzte in Deutschland finden Sie hier:
www.zaen.org/verband.html
Geben Sie „Phytotherapie" im Feld „Arzt-Suche" ein.

Österreich
Phytotherapeutisch arbeitende Ärzte in Österreich finden Sie hier:
www.phytotherapie.at
In der Rubrik „Aktivitäten" finden Sie unter dem Stichwort „Ärztinnen und Ärzte mit Diplom Phytotherapie" die entsprechenden Namen und Adressen.

Schweiz
Phytotherapeuten in der Schweiz finden Sie hier:
www.coachfrog.ch/de/methoden/phytotherapie/

(Stand: 10/2018)

Anmerkung des Verlages:
Die Angaben auf dieser Seite wurden eigens für die deutsche Ausgabe zusammengestellt und entsprechen nur in Teilen den Angaben der englischen Ausgabe.

STICHWORTVERZEICHNIS

REZEPTVERZEICHNIS

LITERATUR

Nur zwei Bücher aus der Liste der weiterführenden Literatur sind auch in deutscher Sprache erschienen, alle weiteren gibt es bisher nur im englischen Original.

- Griggs, Barbara: *New Green Pharmacy*, Vermilion, 1997
- Hobbs, Christopher u. Beinfield, Harriet: *Medicinal Mushrooms*, Book Pub Co., 2002
- Hoffmann, David: *Das ganzheitliche Kräuterheilbuch aus Findhorn*, Sphinx-Verlag: Basel, 1985
- McIntyre, Anne: *Frauenhandbuch Heilkräuter*, BLV: München, 1996
- Mills, Simon u. Bine, Kerry: *Principles and Practice of Phytotherapy*, Churchill Linvingstone, 2013
- Sullivan, Karen u. Grainger, Paula: *Infuse: Herbal Teas to Cleanse, Nourish and Heal*, Hamlyn, 2016
- Winston, David u. Maimes, Steve: *Adaptogens: Herbs for Strength, Stamina, and Stress Relief*, Healing Arts Press, 2007
- Yance, Donald R.: *Adaptogens in Medical Herbalism*, Healing Arts Press, 2013

DANKSAGUNG

Ich danke meiner wunderbaren Lektorin Leanne Bryan, die die Vision von diesem Buch hatte und mit der zu arbeiten mir eine so große Freude war. Dank auch an Jaz Bahra für ihr schönes und inspiriertes Design und an Abigail Read für die großartigen Illustrationen sowie an Alex Stetter und Salima Hirani, die dafür sorgten, dass ich alles richtig mache.

Ich danke dem Kräuterspezialisten David Winston für seine großzügigen Ratschläge und der gesamten Pflanzenkunde-Gemeinschaft, für ihr Wissen, an dem sie mich teilhaben ließen, ihre Begeisterung und ihre Liebe zu den Menschen und den Pflanzen. Meine liebevolle Dankbarkeit gilt dem verstorbenen und wahrhaft großen Christopher Hedley, dessen Liebenswürdigkeit, Weisheit und Magie so viele Kräuterkundige inspiriert hat und dessen einfühlsame, heitere und verständnisvolle Beobachtungen und verschmitzte blaue Augen in unseren Herzen und Erinnerungen weiterleben.

In Liebe für meine Familie und Freunde. Der allergrößte Dank geht an Michael und Nate – sie sind alles, was zählt.

ÜBER DIE AUTORIN

Paula Grainger ist eine bekannte Phytotherapeutin und Mitglied des britischen National Institute of Medical Herbalists. Ihre langjährige Erfahrung gibt die gebürtige Engländerin in ihrer Praxis in Santa Cruz, Kalifornien, weiter. Dort finden auch regelmäßig ihre beliebten Kurse und Workshops zur Kräuterheilkunde statt. Sie ist außerdem Co-Autorin des Titels *Kräutertee* (Hallwag 2017). Weitere Informationen finden sich auf ihrer Internetseite: *www.paulagrainger.com*